AF176828

DE

LA NUTRITION,

CONSIDÉRÉE

ANATOMIQUEMENT ET PHYSIOLOGIQUEMENT

DANS LA SERIE DES ANIMAUX.

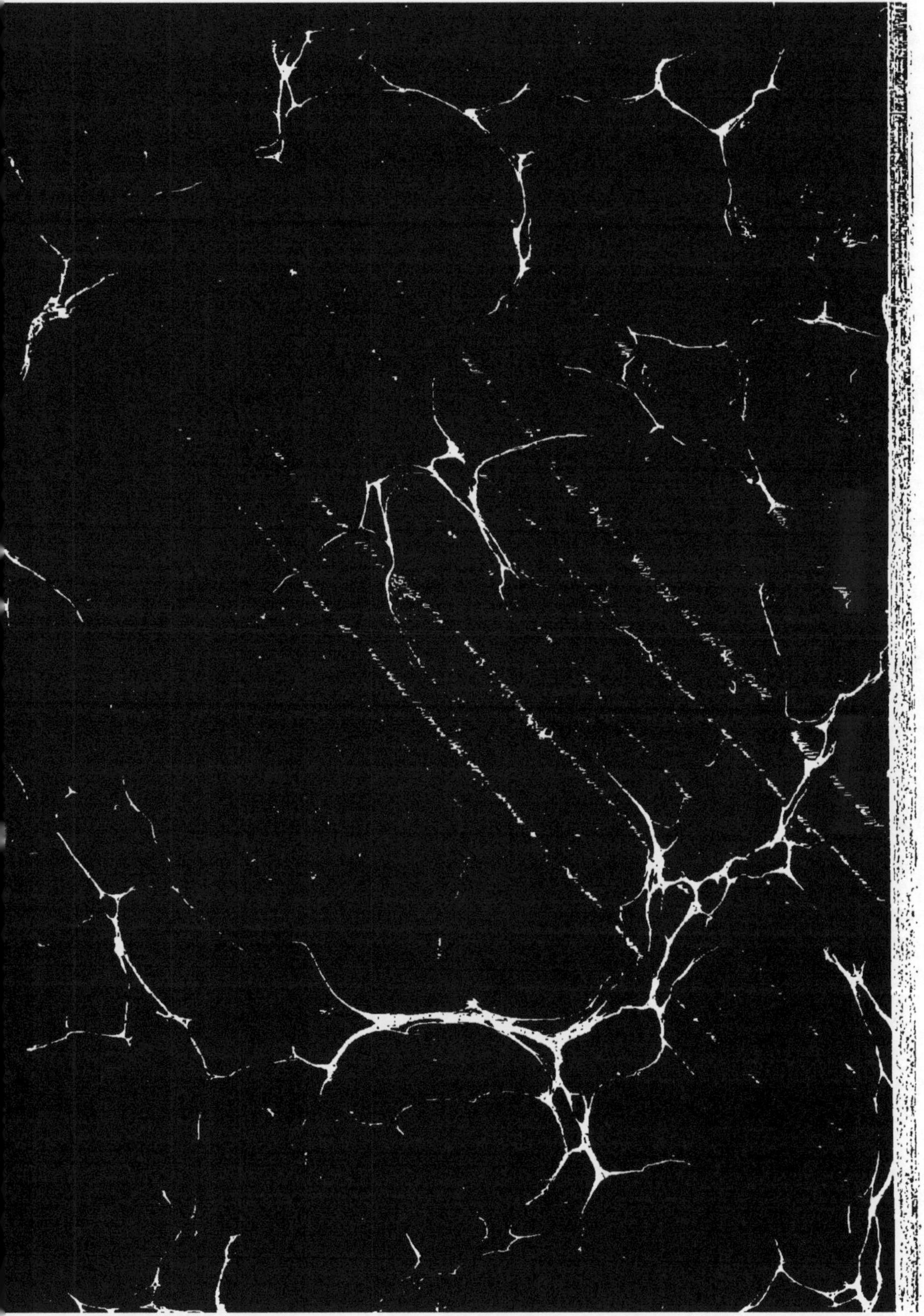

IMPRIMERIE DE LACHEVARDIERE FILS,
RUE DU COLOMBIER, N° 30, A PARIS.

DE

LA NUTRITION,

CONSIDÉRÉE ANATOMIQUEMENT ET PHYSIOLOGIQUEMENT,

DANS LA SÉRIE DES ANIMAUX,

D'APRÈS LES IDÉES DE M.

DUCROTAY DE BLAINVILLE,

MEMBRE DE L'INSTITUT, PROFESSEUR A LA FACULTÉ DES SCIENCES, ETC., ETC.;

PAR CHARLES DHÉRÉ,

DOCTEUR EN MÉDECINE.

Dans l'hypothèse la plus raisonnable sur le siége de la nutrition, on a admis que la matière nutritive est déposée hors des vaisseaux, dans la substance cellulaire qui fait la base des organes, pour leur être assimilée; et qu'il (*le tissu cellulaire*) est ainsi l'organe essentiel de la nutrition.

BÉCLARD, *Éléments d'anat. générale*, p. 149.

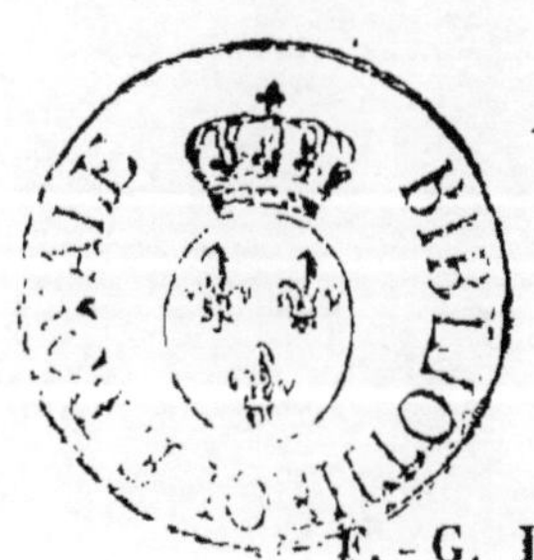

PARIS,
F.-G. LEVRAULT, LIBRAIRE,
RUE DE LA HARPE, N° 81.
STRASBOURG,
MÊME MAISON, RUE DES JUIFS, N° 33.
1826.

AVANT-PROPOS.

L'appareil de la nutrition doit à plusieurs titres fixer l'attention du médecin, et devenir l'objet de ses méditations les plus profondes. C'est par lui que le corps vivant répare ses forces et s'entretient; il est la source la plus féconde des affections morbides; il fournit à la thérapeutique les surfaces avec lesquelles sont mis en contact la plupart des agents curatifs; enfin, par son action normale et physiologique convenablement modifiée, il a sur les maladies l'influence la plus directe, quoique souvent la plus lente. Son histoire anatomique et physiologique doit donc présenter le plus haut degré d'importance.

Mais l'anatomie et la physiologie de l'homme ne sont que des fractions, des applications de l'anatomie et de la physiologie générales, applications auxquelles, sans contredit, le médecin doit nécessairement se livrer d'une manière spéciale, mais qui ne sauraient être isolées de leurs sciences-mères, sans perdre deux instruments précieux, l'analogie et la comparaison, qui forment au raisonnement des bases solides et souvent nécessaires.

Retenus par une sorte de respect pour les morts, dont le germe semble tellement déposé dans le cœur de l'homme qu'il lui en coûte toujours un effort pour le surmonter, les premiers médecins se bornèrent à interroger l'organisation des animaux les plus voisins de l'espèce humaine, à laquelle ils appliquaient les données qu'ils avaient puisées dans cette étude. C'était sans doute une sorte d'anatomie et de physiologie comparées; mais combien n'étaient-elles pas imparfaites, puisqu'il n'y avait jamais qu'un des termes de la comparaison qui fût connu, et qu'il pouvait arriver que l'on assimilât des organes de structure et d'usages tout-à-fait différents!

C'est l'immortel Vicq-d'Azyr qui fonda la véritable anatomie comparée. Ses successeurs l'ont surpassé ; c'est le sort de presque tous les fondateurs. Il ne semble pas donné à la même intelligence de créer et de perfectionner une science. C'est déjà beaucoup, quand celui qui la tire du néant peut d'une main hardie tracer la carrière qui reste à parcourir, et quand ses écrits laissent à ajouter plutôt qu'à corriger. Hommages soient rendus aux savants qui, ayant hérité de son génie, s'efforcent d'élever l'anatomie comparée au rang des véritables sciences, et mettent leur gloire à la rendre accessible! c'est à l'école de pareils maîtres que l'élève sent son âme s'échauffer pour une étude qui comprend dans sa sphère immense tous les êtres qui animent la nature.

Il serait hors de propos de vouloir exposer en détail les fruits qu'ont déjà retirés de cette science et la médecine et la zoologie. L'une lui doit ses données physiologiques les plus positives ; l'autre ses caractères de classification les plus certains et les plus rationnels, ceux tirés de l'organisation profonde traduite à l'extérieur. Elles peuvent, elles doivent encore beaucoup espérer de l'anatomie comparée. Une fois l'impulsion donnée, et la véritable route marquée, il est permis de croire que la science ne s'arrêtera pas, et qu'au flambeau de l'observation, elle marchera d'un pas ferme et rapide jusqu'à la perfection.

Ayant suivi pendant trois années les cours que M. de Blainville fait à la faculté des sciences, ayant fait l'anatomie d'assez d'animaux de chaque type pour espérer comprendre les généralités de l'anatomie et de la physiologie comparées, je me suis enhardi à choisir pour matière de ma dissertation inaugurale le sujet sur lequel j'avais le plus souvent réfléchi, et qui m'avait toujours semblé du plus grand intérêt, *la nutrition considérée d'une manière générale dans la série des animaux*. C'est ce travail que je livre aujourd'hui au public, mais considérablement augmenté et corrigé.

En effet, pour rendre mon sujet aussi complet que possible, sans sortir de ses limites naturelles, j'ai cru devoir ajouter à ma thèse des développements essentiels, une grande quantité de notes, et de plus deux chapitres entiers qui en forment le complément. Mon travail présente maintenant dans un cadre étroit les généralités les plus importantes sur l'anatomie et la physiologie de l'appareil de la nutrition; il renferme une foule de vues propres à M. de Blainville, et dont beaucoup, inédites encore, se trouveront naturellement exposées dans les volumes qui suivront celui qu'il a déjà publié sur les *Principes d'anatomie comparée.*

Si cet opuscule, sur lequel M. de Blainville a bien voulu jeter un coup d'œil, peut donner à ceux qui sont privés de l'avantage de l'entendre, une idée exacte de la manière dont ce professeur envisage la science, j'aurai rempli mon but.

Qu'il me soit permis de remercier publiquement ce savant, pour les procédés généreux dont il a usé à mon égard! les bontés particulières dont il m'a honoré ont ajouté la reconnaissance et l'attachement aux sentiments d'un autre ordre que j'avais conçus pour lui en écoutant ses leçons. Heureux si, me bornant le plus souvent au rôle d'historien, en exposant les faits qui lui sont propres, ou qu'il a su s'approprier en quelque sorte par l'aspect sous lequel il les présente, j'ai pu me rendre digne de la bienveillance qu'il a daigné m'accorder...!

Paris, le 31 mai 1826.

INTRODUCTION.

L'organisation et la vie forment un caractère fondamental qui permet par sa présence ou son absence de diviser tous les corps de la nature en deux grandes classes : les corps organisés et vivants, les corps inorganiques ou bruts.

Soustrait à l'influence des agents extérieurs, l'être vivant aurait bientôt cessé d'exister. L'isolement complet qui assure à jamais la conservation du minéral est pour le corps organisé une cause de mort. La persistance des affinités, l'inertie absolue sont les conditions les plus favorables à l'existence du premier ; au contraire le second, pour exister, doit être dans un état d'activité continuelle ; il a besoin de s'entretenir et de combattre les circonstances extérieures qui tendent constamment à le détruire.

Le corps vivant peut être regardé comme un centre, attirant sans cesse à lui des substances étrangères qu'il fait participer à son existence, pendant que d'autres, après avoir fait partie de lui-même un certain temps, s'échappent et lui deviennent étrangères ; c'est une sorte de foyer chimique où il y a sans cesse apport de molécules nouvelles, et départ de molécules anciennes, attraction et répulsion, et où la combinaison n'est jamais fixe, si ce n'est dans des parties véritablement mortes. La vie est le moment de la tendance à la combinaison, c'est l'organisation en action.

Les actes de cette organisation s'appellent des *fonctions*. Celles-ci peuvent se diviser en deux groupes : 1° les fonctions relatives à la conservation de l'espèce, 2° celles qui ont pour but la conservation de l'individu. Chacun de ces groupes renferme un nombre de fonctions d'autant plus grand que l'organisation est plus compliquée ; ils ne sont constitués dans les êtres les plus simples que par deux fonctions qui forment leur essence, l'absorption et l'exhalation. Les autres disparaissent ; elles ne sont pas essentielles d'une manière absolue ; elles ne le sont que relativement au degré d'organisation où elles se trouvent ; ce ne sont que des moyens, qu'un échafaudage pour l'accomplissement de la fonction fondamentale.

La distinction des animaux et des végétaux est arbitraire et impossible. Extrêmement marquées dans les êtres compliqués, les différences disparaissent dans les plus simples, au point que les naturalistes ne savent si les nostocs et les éponges, par exemple, doivent rentrer dans le domaine de la botanique, ou s'ils sont de véritables polypiers (1).

L'ensemble des corps organisés ne doit donc constituer qu'un seul règne, puisque la définition possible de la vie convient au végétal comme à l'animal; mais ce règne devra être considéré comme formé par deux séries, lesquelles confondues aux plus simples des algues et des monades, vont en divergeant à mesure qu'on s'élève et qu'on marche vers les dicotylédones ou les mammifères. L'étude des fonctions dans ces deux séries appartient également à la physiologie générale; et si nous ne considérons que l'une d'elles, c'est parceque nous n'avons pas cru devoir embrasser un sujet aussi vaste.

C'est dans le groupe des fonctions relatives à la conservation de l'individu que nous avons puisé notre sujet. Nous nous proposons de jeter un coup d'œil rapide sur la nutrition et ses or-

---

(1) Les caractères tirés de la locomotion et de la présence de l'estomac disparaissent dans les derniers des alcyons, les corallines, les téthys, et ne peuvent fixer leur place parmi les *animaux*; d'autre part l'analyse de leur structure ne permet guère d'en faire des *végétaux*, et il semble que ce soit une sorte de passage des uns aux autres.

ganes dans la série animale et spécialement dans les animaux supérieurs.

L'ordre à suivre dans cet aperçu n'était pas indifférent ; deux se sont présentés à nous : l'un allant du simple au composé, l'autre du plus connu à ce qui l'est le moins. Si la science était faite, s'il n'existait pas de vastes lacunes dans l'histoire des êtres inférieurs, il serait tout naturel de partir de l'être le plus simple, de la vésicule absorbante, et de suivre l'organisation croissante jusqu'à son plus haut degré de complication. Cette marche synthétique aurait la précision mathématique, et nous montrerait admirablement l'enchaînement des fonctions, mais elle est au-dessus de nos forces. Nous avons donc été obligés de prendre pour point de départ les êtres les plus connus, c'est-à-dire les plus élevés, et de descendre, par une véritable analyse, jusqu'aux derniers éléments de la série animale.

DE LA NUTRITION

EN GÉNÉRAL.

La nutrition est cette fonction par laquelle les corps vivants attirent à eux des molécules nouvelles, qu'ils assujettissent pour un temps aux lois de l'organisation.

Son terme est l'assimilation ; ses agents sont les tissus eux-mêmes ; ses matériaux sont l'air, l'eau, et surtout les corps organisés ; la vie semble ne pouvoir s'entretenir que par la matière qui en fut elle-même douée.

Dans les êtres inférieurs, l'absorption seule précède l'assimilation ; au contraire, dans les animaux élevés, un assez grand nombre de fonctions amènent graduellement la molécule alimentaire au point d'être assimilée ; et c'est dans ces fonctions préliminaires à l'assimilation que la série animale présente de grandes différences.

L'assimilation est en effet identique dans tous les êtres ; c'est une même loi qui la régit dans l'homme et le dernier des polypes. Dans l'un le sang artériel, dans l'autre le fluide ambiant se solidifient et s'animent, et dans les deux cas le phénomène est également merveilleux et inexplicable.

Le raisonnement suffit pour faire comprendre que les corps vivants ne peuvent agir sur le monde extérieur que par leur superficie, et que toute molécule étrangère n'arrivera dans la profondeur des tissus qu'après avoir traversé leur surface, de même qu'à travers elle devra s'échapper tout produit de l'exhalation. Or, l'expérience le prouve. En analysant les membranes qui absorbent et exhalent les matériaux nécessaires ou inutiles à la nutrition, on acquiert la conviction qu'elles ne sont que des modifications de l'enveloppe générale. Tous les points de cette membrane peuvent absorber; seulement alors ses éléments subissent des modifications en rapport avec cette faculté.

Dans son plus grand degré de complication, la peau se compose de huit parties; couche musculaire, derme, réseau vasculaire, pigmentum, corps papillaire, épiderme, cryptes, et bulbes producteurs de certaines matières particulières, telles que poils, plumes, ongles, etc. (1). Ces

---

(1) On peut diviser ces huit parties en celles qui sont *essentielles* et celles qui sont *accessoires* ou de perfectionnement. Parmi les pre-

différents éléments varient dans leur développement, quelques uns même dans leur existence, en raison des usages partiels de la peau. Ainsi le corps papillaire est en rapport avec la sensibilité, le réseau vasculaire avec la puissance d'absorption, l'épiderme est opposé à ces deux facultés, etc. Donc *à priori* l'on jugera quelles seront les modifications de l'enveloppe devenue un organe spécial de toucher, d'absorption, de protection, etc.

---

mières, se trouvent deux matières sécrétées ou produites, le pigmentum et l'épiderme. Les dernières se composent de deux genres d'organes, les *cryptes* et les *phanères*; ce sont des organes folliculaires sécréteurs très analogues. Leur principale différence consiste en ce que la matière sécrétée par le crypte (de κρυπτὸς, caché) est rejetée à l'extérieur plus ou moins immédiatement; tandis que celle que sécrète le phanère (de φανερός, apparent) doit rester à la surface de l'être ou dans l'intérieur d'un organe de sens, soit qu'elle forme un instrument nécessaire à la nutrition, les *dents*; soit qu'elle devienne un organe de protection ou de défense, les *poils*, les *plumes*, les *ongles*; soit enfin qu'elle serve au perfectionnement d'un sens, l'*humeur crystalline*.

Lorsque l'on considère les éléments anatomiques qui entrent dans la formation de ces deux genres d'organes, capsule fibreuse, réseau vasculaire et nerveux, souvent un véritable pigmentum, enfin une matière morte ou produite, on est tenté de croire que la peau n'a fait que se déprimer, s'enfoncer en certains points, entraînant toutes ses parties constituantes pour former ces organes. La couche musculaire existe elle-même quand le phanère doit se mouvoir, l'œil par exemple.

Avant de parler en particulier de chacune des fonctions qui précèdent et préparent l'assimilation dans les animaux supérieurs, prenons une idée générale de la manière dont elles naissent les unes des autres, de leur enchaînement.

Dans les animaux les plus simples, les *infusoires* (1), l'enveloppe molle et flexible n'offre aucune rentrée. Tous les points du corps servent à l'absorption liquide et gazeuse dont les matériaux se trouvent tout préparés dans le milieu ambiant. Point d'appareil spécial, point de réaction ni de choix sur les corps étrangers ; l'animal ne fait qu'absorber, et présente dans cet état une grande analogie avec la vésicule embryonnaire des êtres supérieurs.

Dans un degré d'organisation un peu plus élevé, *la plupart des polypes*, l'enveloppe, encore peu séparée des tissus, rentre en un point déterminé, et là, forme un enfoncement, une cavité plus ou moins profonde dans la masse de

---

(1) Ici nous devons faire l'observation préliminaire que, sous le nom d'*infusoires*, nous ne comprenons avec M. de Blainville que les animaux dont l'organisation est réduite pour ainsi dire à n'être qu'une petite masse de tissu cellulaire ayant une forme à peine déterminée, comme on suppose que sont les monades, les volvoces, en un mot ceux auxquels M. de Blainville a donné le nom classique de *monadaires*.

l'animal. Alors l'absorption liquide et gazeuse ne se borne plus à l'extérieur, elle se fait également dans cette cavité ; la somme de la faculté absorbante est augmentée, mais c'est toujours la même espèce d'absorption. Là commence le premier rudiment d'un canal intestinal ; et ce degré d'organisation correspond au fœtus des animaux supérieurs à l'époque où rien n'est encore visible qu'un commencement de canal intestinal. On sait en effet que ce n'est ni le cœur, ni la colonne vertébrale qui se développe en premier lieu, mais bien la cavité digérante, ce qui est tout-à-fait en rapport avec le but de la nature, qui est l'assimilation des matières étrangères.

Au-dessus de ce degré, l'animal peut sortir quelque temps des circonstances habituelles de sa vie, de son milieu. Alors l'enveloppe externe se solidifie, et sa rentrée devient plus considérable ; elle offre des renflements, des cavités, des annexes ; c'est un véritable tube digestif, mais à un seul orifice. L'animal prend au dehors des masses de molécules étrangères sur lesquelles il agit, qui doivent être digérées. L'orifice de l'appareil est armé d'organes particuliers pour saisir les corps ; il y a donc *préhension* et *digestion*.

Dans les espèces un peu plus élevées, les *oursins*, l'enveloppe, solidifiée à l'extérieur, n'absorbe ni n'exhale que par des espèces de suçoirs tentaculaires; de là, développement nécessaire du canal intestinal. Ce n'est plus un simple sac; il a deux orifices, une bouche et un anus. La première est pourvue d'instruments qui saisissent la substance étrangère, agissent sur elle, la broient; et un organe sécréteur, un foie verse son fluide sur la matière ainsi préparée.

Dans les *holothuries*, l'étendue du canal intestinal augmente; mais, de plus, à l'orifice buccal, on remarque une sorte d'appareil tentaculaire qui semble destiné à absorber les molécules à l'état aériforme. Là commencerait une absorption spécialement gazeuse, une respiration. C'est essentiellement la même fonction que l'absorption des liquides; elle n'en diffère que par une plus grande ténuité des molécules absorbées. Confondue avec elle dans les animaux inférieurs, elle s'en sépare à mesure qu'on s'élève dans la série, mais c'est toujours la même fonction, l'absorption. Le but de cette absorption respiratoire est de modifier le produit de la digestion; pour cela, des vaisseaux le transportent à l'organe où l'action doit avoir lieu. Ce serait donc là que naîtrait le système circulatoire, et nous aurions *préhension, digestion, respiration, circulation.*

Ces appareils se perfectionnent dans les *mol-*

lusques acéphales qui présentent une modification très importante de l'enveloppe externe pour la rendre propre à l'absorption gazeuse, ce sont des *branchies*. Entre elles et la surface digestive, se voit le système circulatoire qui les fait communiquer; mais de plus, en sortant des branchies, le fluide nourricier est porté par une division du même système à un organe particulier dont les contractions le poussent dans l'intérieur des parties. Là se trouve le premier *cœur*.

Dans les *céphalés* on distingue déjà un appareil salivaire; le canal intestinal offre souvent deux ou trois renflements; la bile concourt à la digestion; la masse alimentaire est promenée dans l'intestin par un mouvement qui lui est propre; une partie est absorbée, l'autre rejetée par l'anus. L'absorption gazeuse et le système circulatoire se distinguent encore mieux.

Les *entomozoaires*, à certain âge, offrent pour la plupart une enveloppe cornée peu ou point absorbante; leur tube digestif présente cependant des circonvolutions assez peu nombreuses. En avant de la bouche sont des appendices pour agir sur les corps; quelques uns ont un appareil spécial de respiration, des branchies; mais dans le plus grand nombre, les *insectes*, la respiration est divisée, généralisée; ce n'est plus le produit de la digestion qui va chercher le contact de l'air ; c'est au contraire celui-ci qui, par un nouvel ordre de vaisseaux, les *trachées*, est conduit jusqu'au contact du fluide alimentaire, qui s'échappe comme une rosée à travers les parois du canal intestinal et baigne toutes les parties du corps (1).

Enfin viennent les *animaux vertébrés*, chez lesquels la nutrition se présente dans sa plus grande complication. Jusqu'ici les animaux jouissant d'une circulation et d'une respiration n'offraient qu'une sorte de vaisseaux pour transporter les fluides au contact de l'air; dans les vertébrés ce système s'est compliqué; il est formé par deux ordres de vaisseaux, les veines et les lymphatiques. Parmi ces derniers, les uns prennent leur origine à la surface intestinale, les autres dans la profondeur des organes ; naissant ainsi par deux ordres de racines, ces vaisseaux vont en convergeant et finissent par se confondre avec les veines. C'est par l'ensemble

(1) Dans la théorie ordinaire, on refuse aux insectes tout système vasculaire autre que les trachées. Cependant M. de Blainville pense qu'il y a dans ces animaux des vaisseaux capillaires qui, du canal intestinal, vont au vaisseau dorsal, et d'autres qui de celui-ci se rendraient aux parties.

de ces deux genres de vaisseaux que s'opère la *résorption* ou l'acte de décomposition qui recueille les matériaux usés des organes, assure l'équilibre de beaucoup de sécrétions, et concourt enfin à renouveler la composition du sang et à en entretenir la masse.

Les vertébrés ont donc une *digestion*, une *respiration*, une *circulation*, une *assimilation*, une *résorption*. Chacune de ces fonctions va maintenant devenir l'objet d'un chapitre particulier, et c'est ici que s'applique ce que nous avons dit à l'égard de l'ordre à suivre. Nous prendrons en effet les mammifères pour type, et nous irons en retranchant jusqu'au point de départ de chacun des appareils qui servent à la nutrition.

CHAPITRE PREMIER.

DE LA DIGESTION.

La digestion est la fonction par laquelle la substance alimentaire est introduite dans l'appareil digestif, et subit dans cet appareil une élaboration telle, qu'une partie est convertie en un suc réparateur qui renouvelle le sang ou immédiatement les organes, tandis que le reste, réduit à l'état de fèces, est rejeté au dehors.

Le siége de cette importante fonction est l'enveloppe générale rentrée et présentant dans les animaux supérieurs des modifications considérables.

Ainsi, l'épiderme manque au centre de l'appareil, là où doit se faire l'absorption. Il existe aux deux orifices, d'autant plus développé que les corps qui doivent le toucher sont plus secs, plus durs, plus hérissés.

Le réseau nerveux n'est bien visible qu'au commencement et à la fin du tube digestif; ses orifices sont en effet les seules parties soumises à la volonté, d'une manière bien tranchée.

Le pigmentum est nul.

Le réseau vasculaire et les nerfs qui lui sont propres, très développés.

Le derme est flexible, très mou, très perméable; là où l'absorption ne doit pas avoir lieu, la multitude des vaisseaux qui le traversaient diminue, et il se rapproche du derme de la peau.

La couche musculaire est très visible, mais moins soumise à la volonté, et toujours composée de ses deux plans de fibres.

Les cryptes sont extrêmement abondants; tantôt isolés, tantôt réunis en masse; ce sont eux qui forment la modification la plus importante.

L'appareil est souvent pourvu à sa partie antérieure de bulbes sécréteurs d'un genre particulier (phanère de M. *de Blainville*), dont la matière sécrétée, de nature calcaire ou cornée, constitue des instruments qui doivent agir mécaniquement sur la substance alimentaire.

Si dans les animaux élevés il faut surtout considérer les orifices du canal intestinal pour reconnaître qu'il y a continuation de l'enveloppe générale, la chose est tout-à-fait démontrée dans les derniers des vers, où le sac digestif peut être en partie retourné. Dans ces animaux, et même à un degré beaucoup plus élevé de l'échelle, la coupe transversale de la peau et celle du canal digestif présentent les mêmes éléments et dans les mêmes rapports, l'épiderme en contact avec les corps étrangers, etc.

L'appareil digestif présente une foule de différences dans la série. Les plus importantes sont relatives : à son *étendue*, elle est en rapport avec la quantité et l'espèce d'aliments; à ses *replis*, ils ralentissent plus ou moins la marche de ces aliments; à ses *dilatations*, elles sont autant de lieux de séjour dans lesquels la masse alimentaire peut être soumise à l'action de certains agents; à ses *annexes*, qui influent sur la rapidité et la perfection de la digestion; à la *composition* de ses parois, d'où résulte la nature de l'action qu'elles exercent.

En général, le tube digestif diminue de longueur dans les vertébrés à mesure qu'on descend, au point que dans les dernières espèces cette longueur est à peine égale à celle du corps.

TYPE Ier. Ostéozoaires (1), de Blainville.

(*Animaux vertébrés*, Cuv.)

§ I. Mammifères.

L'appareil digestif doit être considéré comme

(1) Ὀστέον os, ζῶον animal.

un long conduit formé par la peau rentrée, pourvu de deux orifices, recevant dans son intérieur différents fluides sécrétés, et formant des dilatations et des circonvolutions plus ou moins nombreuses.

L'orifice antérieur de cet appareil est bordé par deux replis musculo-membraneux, les *lèvres*. Ce sont deux pincements de l'enveloppe au moment de sa rentrée. Des portions de peaucier les font mouvoir et leur forment des muscles distincts et isolés quand ils doivent servir à la modification de la voix pour former la parole (1). Organes de toucher et de préhension dans certaines espèces, leur principal usage est pour la succion du lait.

Après les lèvres, l'enveloppe générale forme une première dilatation, la *cavité buccale*, plusieurs pièces osseuses soutiennent cette partie de la membrane, et concourent avec elle et l'organe du goût à la formation de la cavité. Sur les bords des os qui la limitent en avant et sur les côtés,

---

(1) Ce sont ces portions de peaucier distinctes et isolées, qui font que l'homme peut, par un acte de sa volonté, donner à sa physionomie une expression différente de celle qu'elle aurait, s'il exprimait seulement ce qu'il sent. Dans les singes, même les plus élevés, comme ce n'est presque plus qu'une large couche musculaire, sa contraction ne forme guère que des grimaces.

la peau s'épaissit, reçoit des organes particuliers, les *dents*, et prend là le nom de *gencives*.

Les dents (1) sont de petits os d'une nature particulière, prenant leur point d'appui dans les os de la mâchoire, sans être contenus dans l'in-

---

(1) On ne saurait douter que le système dentaire ne soit un véritable appareil phanérique dépendant de la peau rentrée. Si l'on observe les mâchoires d'un fœtus, on voit que le bord dentaire de ces appendices est creusé dans toute sa longueur par une sorte de rigole que recouvre la peau épaissie ou gencive. Dans cette rigole, on distingue la disposition des bulbes dentaires qui tendent à se porter au dehors, à mesure que l'ossification fait des progrès; et l'effort de cette ossification pour repousser ainsi un corps étranger, finit par l'expulser en effet à une certaine époque de la vie où, si la dent ne tombe pas, c'est qu'elle est retenue par son faisceau vasculaire et nerveux devenu ligamenteux. Alors les alvéoles ont presque entièrement disparu.

De plus, on voit les dents se développer sur une foule de points de l'enveloppe rentrée, sur la langue, dans l'estomac, au pharynx; on les voit s'implanter à beaucoup d'os différents, depuis le vomer jusqu'aux os pharyngiens. Enfin, dans les squales, les requins, elles se meuvent avec la muqueuse buccale, comme les piquants du hérisson avec sa peau. Les os ne servent donc qu'à leur donner un point d'appui d'autant plus solide et profond, que la mastication doit s'opérer avec plus d'effort.

Le bulbe d'une dent est formé par une capsule fibreuse percée inférieurement pour l'accès des vaisseaux et des nerfs, et contenant une pulpe vasculo-nerveuse qui sécrète à sa surface la matière cornée ou calcaire, laquelle se dépose en petits grains qui s'agrègent et forment des espèces de calottes s'emboîtant les unes dans les autres. Le dépôt ayant toujours lieu entre la capsule fibreuse et la pulpe, il en résulte bientôt une réaction qui tend d'une part à déchirer la

térieur du diploé ; elles appartiennent véritablement à la muqueuse, et dans beaucoup d'animaux elles se meuvent avec elle, sans tenir aucunement aux pièces osseuses. Toute dent est composée d'un bulbe producteur et d'une partie

---

capsule, et qui, de l'autre, comprime la pulpe, d'où les douleurs si vives qui accompagnent la dentition et qu'on fait souvent cesser en incisant la gencive et la capsule.

La partie qui doit saillir à l'extérieur ou la couronne est la première sécrétée; après elle, il se forme une série de cônes opposés base à base aux cônes ou calottes de première formation ; ce sont ces cônes secondaires qui constituent la racine. Dans les rongeurs, le bulbe producteur n'étant jamais assez comprimé pour s'atrophier, continue à sécréter la matière calcaire à toutes les époques de la vie.

Quand une dent doit être remplacée, il y a à côté d'elle le germe de celle qui doit lui succéder ; et comme c'est la même artère qui donne aux deux, à mesure que la dent qui va tomber reçoit moins de sang, le germe de celle qui doit la remplacer en reçoit davantage.

Mais il entre une autre matière dans la partie morte de la dent, c'est l'*émail*, l'*épiodonte*. Beaucoup plus dure et plus dense que la matière sécrétée par la pulpe, celle-ci, assez analogue à la substance qui recouvre les poils du porc-épic, est déposé par petits filaments perpendiculaires à l'axe vertical de la dent, et c'est la membrane capsulaire elle-même qui la sécrète de sa face interne éminemment vasculaire.

Une troisième matière entre encore dans la formation des dents *composées* de certains animaux ; le *cément*, dont la densité est moindre que celle de l'émail, et qui est également exhalé de la membrane capsulaire. La différence de densité du cément fait qu'il s'use toujours avant l'émail, et que la surface des dents composées pré-

produite : relativement à l'organe, le premier est la partie essentielle ; sous le rapport de l'usage, c'est la matière produite.

La forme des dents varie selon le genre de nourriture ; mais elle est fixe dans chaque espèce, au point qu'elle constitue le meilleur caractère zoologique des mammifères. L'homme, qui est omnivore, présente les trois espèces de dents.

Il existe un rapport certain entre l'espèce de dents, la forme du condyle de la mâchoire, la direction des muscles qui la meuvent, la longueur du conduit intestinal, et le genre de nour-

---

sente ainsi des aspérités qui leur permettent d'agir les unes sur les autres, absolument à la manière des meules. Du reste, il est aussi facile de concevoir la formation d'une dent composée que celle d'une dent simple ; il suffit que le germe soit composé lui-même, les calottes qu'il sécrètera auront la même figure.

On distingue les dents en *incisives*, *canines* et *molaires* ; ces différentes formes sont parfaitement en rapport et se modifient avec l'espèce de nourriture. Ainsi, à mesure qu'on avance vers les purs carnassiers, on voit les tubercules qui arment les molaires, devenir de plus en plus saillants, et les deux tubercules externes l'emporter de beaucoup en hauteur sur les deux internes. Malgré ces rapports cependant, il existe un groupe d'animaux qui, ne se nourrissant que de substances animales, sont entièrement privés de dents, les *fourmillers*.

Dans l'ornithorynque, le système dentaire est remplacé par un bourrelet corné, non divisé, qui arme les gencives.

riture, de telle sorte qu'une de ces conditions connue suffit pour déduire les autres *à priori*.

Les dents sont les agents spéciaux de la *mastication*.

L'appendice maxillaire supérieur est complètement immobile dans cette classe ; et si, dans l'espèce humaine, il semble s'élever un peu pendant la mastication, cela tient au mouvement général de la tête par le digastrique, qui s'insère en partie en arrière de son point d'appui.

Chez les rongeurs, qui doivent exécuter un grand effort avec l'extrémité de leur museau, les os incisifs qui supportent les dents du même nom ont acquis une prédominance et une solidité considérables; ils vont s'articuler avec le frontal.

L'enveloppe recouvre ensuite la *langue*, organe spécial du goût ; et là elle se montre très épaisse et très riche en cryptes qui versent un fluide plus ou moins muqueux, lequel agit comme dissolvant, en même temps qu'il facilite la déglutition, à laquelle concourt puissamment la langue elle-même.

Dans la cavité buccale afflue de toutes parts, chez le plus grand nombre des mammifères, une quantité considérable de fluides, les uns fournis par les cryptes qui tapissent la muqueuse, les autres versés dans une proportion plus grande encore par l'*appareil salivaire*. Celui-ci se compose de la réunion, en certains points déterminés, d'une infinité de cryptes ; ces amas de cryptes portent le nom de *glandes salivaires*, et l'on en voit parfaitement la nature en examinant successivement les cryptes isolés, connus sous le nom de glandes labiales, puis les amygdales, dans lesquelles plusieurs de ces petits organes s'ouvrent en un sinus commun ; enfin les glandes salivaires proprement dites, qui ne sont que des amas plus volumineux et plus serrés de ces cryptes, dont tous les orifices aboutissent dans des conduits partiels qui s'ouvrent dans un conduit commun. Au reste, la dissection suffit pour arriver aux éléments de ces glandes.

Le développement de cet appareil est en rapport avec l'espèce de nourriture. D'autant plus volumineuses que celle-ci est de nature plus sèche, comme chez le cheval, le chameau, le porc-épic et la plupart des rongeurs, les glandes salivaires diminuent et disparaissent même quand l'animal est aquatique et que son aliment est toujours humecté, ou quand cet aliment ne doit pas s'arrêter dans la cavité buccale, les cétacés par exemple.

Selon que l'animal est rongeur ou carnassier, la portion antérieure de l'appareil salivaire l'emporte sur la postérieure, et réciproquement.

La fonction de cet appareil constitue l'*insalivation*.

En sortant de la cavité buccale, l'enveloppe rentrée va former d'un côté la membrane pulmonaire, et d'autre part se déplier sur les parois des fosses nasales. Sur le bord postérieur de la voûte palatine, elle offre un pincement analogue à celui qui a formé les lèvres, dont le bord libre regarde la base de la langue; c'est le *voile du palais*, sorte de cloison mobile, musculo-membraneuse, que ses élévateurs tendent à appliquer contre l'ouverture postérieure des fosses nasales pendant la déglutition. Entre ses muscles abaisseurs, qui limitent la téralement l'isthme du gosier, se trouve l'amas de cryptes muqueux nommé *amygdales*. Le voile du palais lui-même, à sa partie antérieure, est très riche en cryptes.

L'orifice de l'appareil respiratoire, ou le larynx, se trouve situé entre la fin de la cavité buccale et le pharynx : il est naturellement en partie fermé pendant la déglutition par l'action de ses muscles intrinsèques, et de plus, une sorte d'obturateur fibro-cartilagineux, poussé par le bol alimentaire, s'abaisse sur cet orifice, à la clôture duquel il ne sert que comme moyen de perfectionnement.

Dans les cétacés, le larynx s'élève jusque dans

les fosses nasales, et les matières alimentaires glissent à droite et à gauche.

Vient ensuite le *pharynx*, demi-conduit musculo-membraneux, fixé d'un côté à la base du crâne, se continuant de l'autre avec l'œsophage, et communiquant en avant avec la cavité buccale. Toujours béant, parcequ'il se fixe supérieurement à des points immobiles, il forme une sorte d'entonnoir à l'œsophage, et des muscles particuliers l'élèvent et l'abaissent en même temps qu'il y en a qui agissent sur ses parois.

L'*œsophage* est un conduit complet, dilatable, toujours formé de deux ordres de fibres, longitudinales et transversales. Dans l'état ordinaire, les parois de l'œsophage offrent des plis longitudinaux, convergents vers le centre, qui ferment sa cavité ; et il faut toujours un effort pour l'entr'ouvrir. Ce conduit se termine à l'estomac, qu'il fait ainsi communiquer avec la cavité buccale.

Le pharynx et l'œsophage ne sont que des organes de transmission. Ils opèrent la déglutition conjointement avec la paroi inférieure de la cavité buccale. Pressé entre celle-ci et le palais, lubrifié de tous côtés par la sécrétion des cryptes, le bol alimentaire est poussé vers le pharynx, qui s'est porté en avant et en haut pour le recevoir. Revenu à sa place primitive, le pharynx se contracte en suivant le sens de la première force qui a donné l'impulsion, et le bol arrive à l'œsophage. Les fibres de ce conduit, distendues par le corps étranger, tendent à revenir sur elles-mêmes, et pressant ainsi successivement sur le bol, le poussent de plus en plus toujours dans le sens de l'action primitive : cette progression de l'aliment a lieu par une suite de gonflements et de rétrécissements, par une sorte de mouvement ondulatoire, mais qui s'exécute avec une extrême rapidité.

Dans certains animaux, l'œsophage offre des parois très épaisses, très musculeuses, en rapport avec un usage particulier, la *rumination*.

A l'œsophage succède le second renflement du tube digestif, l'*estomac*. L'épiderme qui jusque là était visible, le devient beaucoup moins. Le système vasculaire, extrêmement développé, forme un véritable réseau dans lequel s'entretient une stase sanguine, très favorable à la sécrétion des sucs gastriques. Les cryptes sont très abondants ; la couche musculaire se compose de deux ordres de fibres qui font suite à celles de l'œsophage ; les transversales sont les plus nombreuses, elles sanglent l'estomac, et tendent à déterminer le même mouvement que dans ce conduit.

L'estomac se divise en trois parties : la *panse*, la *portion pylorique*, et le *corps* ou la portion intermédiaire dans laquelle s'ouvre l'œsophage. La panse est surtout en rapport de développement avec l'espèce de nourriture.

L'estomac diffère par sa grandeur, sa forme, sa direction (1), sa structure.

Il est simple, composé ou compliqué, selon que sa cavité est unique, ou divisée en loges plus ou moins distinctes, et selon que la muqueuse présente une nature différente dans chacune d'elles.

Galien avait déjà remarqué un rapport entre le développement de l'estomac et l'espèce de nourriture. Sous ce point de vue, les ruminants, et les carnassiers qui ne se nourrissent que de chairs palpitantes, sont les deux extrêmes; entre eux existent de nombreux intermédiaires. Si la nourriture vient à changer, l'estomac change avec elle ; ainsi les ruminants à la mamelle n'offrent qu'une panse très petite, proportions gardées. C'est dans ces animaux adultes qu'on trouve l'estomac le plus compliqué; il est formé par quatre poches distinctes (2) :

---

(1) Sa direction est en général d'autant plus perpendiculaire à l'axe de l'œsophage, que l'animal est plus élevé.

(2) Quelques auteurs ont regardé à tort comme un cinquième esto-

La *panse*, elle sert de réservoir aux aliments qui doivent être mâchés ;

Le *bonnet*, qui saisit dans ce réservoir la matière alimentaire et la transmet à l'œsophage ;

Le *feuillet* et la *caillette*, qui constituent le véritable estomac, caractérisé par l'abondance des sucs sécrétés et les changements de la masse alimentaire (1).

Les cétacés, quoique carnivores, ont un estomac compliqué très vaste ; mais c'est une sorte de compensation à la faiblesse de leur appareil

---

mac, des espèces de poches, des lacunes formées par les replis de la muqueuse à la paroi inférieure de la panse, dans certains animaux qui habitent les déserts de la zone torride, le chameau, le dromadaire par exemple ; nous en voyons le rudiment dans nos ruminants domestiques. La position déclive de ces lacunes fait que l'eau que boit l'animal peut s'y accumuler après avoir traversé les matières grossièrement broyées, contenues dans la panse. Comme l'absorption n'est pas très active dans ce premier estomac, cette eau peut y séjourner quelque temps ; et, humectant la masse alimentaire qui revient dans la cavité buccale, elle rafraîchit cette cavité de même que l'œsophage : cette disposition concourt avec l'énorme développement de l'appareil salivaire, pour rendre ces animaux susceptibles de se passer de boisson plus long-temps que d'autres ; mais il ne faut pas croire que cette eau soit jamais limpide, comme on s'est plu à le dire : c'est toujours une eau de macération plus ou moins colorée et odorante.

(1) L'acte de la rumination a nécessité une modification importante de l'œsophage ; il se continue bien au-delà de l'orifice cardiaque dans l'intérieur de la panse, mais il n'y forme pas un conduit

masticateur et au défaut d'insalivation : ces animaux, en effet, n'ont pas de système dentaire calcaire, et avalent brusquement leur proie. Le reste du tube digestif est analogue à celui des carnivores, mais cependant toujours bien plus long.

Le nombre et l'épaisseur des fibres de l'estomac comparées à celles de l'œsophage, l'angle sous lequel celui-ci s'ouvre dans le premier, sa forme cylindrique ou en entonnoir, sont des conditions qui ont une grande influence sur la facilité ou la difficulté du vomissement. Ainsi, le cheval, dont l'œsophage très étroit et cylindrique s'ouvre à angle droit dans l'estomac, ne vomit qu'avec une peine extrême, au contraire du chien, par exemple, dont l'œsophage, proportionnellement moins musculeux que l'estomac, s'ouvre dans cet organe en formant presque un entonnoir renversé.

C'est dans cette seconde dilatation du tube

complet : c'est un demi-canal, une sorte de gouttière musculeuse qui, par la disposition de ses fibres longitudinales et transversales, peut rapprocher ses bords à volonté, et former ainsi un véritable conduit lequel, par une déglutition en sens inverse, rapporte à la cavité buccale les aliments déposés dans la panse ou bien qui, venant à s'aboucher avec le feuillet, transmet directement à cet organe la masse alimentaire, après qu'elle a été suffisamment mâchée et et insalivée.

digestif que l'aliment se change en une masse fluide, pultacée, le *chyme*. Pour cela il s'avance lentement en léchant successivement les parois de l'estomac et s'imprégnant des sucs qu'elles versent.

Vient ensuite *l'intestin* proprement dit. Il exerce différentes actions suivant ses parties, et présente dans ses éléments des modifications correspondantes. On le divise en duodénum, intestin grêle et gros, division souvent fausse dans la série.

A l'orifice de l'intestin dans l'estomac, le tissu cellulaire sous-muqueux s'est épaissi circulairement, et forme une sorte d'anneau proéminent dans l'intérieur de l'estomac, c'est le *pylore*.

Le duodénum qui, vient après, commence à présenter des pincements, des replis nombreux de la muqueuse, *valvules conniventes*, dont la nature essentiellement vasculaire démontre bien que leur but est plutôt d'augmenter la surface absorbante que de présenter un obstacle à la marche des aliments. C'est dans cette portion de l'intestin que le chyme est soumis à l'action de deux fluides particuliers sécrétés par deux glandes, le foie et le pancréas.

Le *pancréas* est une véritable glande salivaire abdominale; il y a identité de structure et de produit avec les salivaires buccales; il est naturel de penser qu'il y a identité d'action. Son canal excréteur s'ouvre dans le duodénum isolément ou réuni à celui du foie ; c'est la glande la plus élevée dans l'échelle, et qui disparaît la première. Le foie, au contraire, persiste jusques aux actinozoaires.

Le *foie* est un organe glanduleux beaucoup plus considérable, généralement formé de trois lobes qui varient dans leurs proportions relatives, et peuvent se subdiviser eux-mêmes en lobules. Monro a fait l'observation que cette subdivision des lobes existe le plus souvent chez les animaux sauteurs et les rongeurs, sans pouvoir rattacher ce fait à aucun usage particulier. L'analogie et l'anatomie comparée portent à regarder cet organe comme un assemblage de cryptes dont l'enveloppe fibreuse s'est réunie à la périphérie en une membrane propre qui lui donne un aspect particulier. (1)

(1) Un fait remarquable vient singulièrement à l'appui de cette manière de voir, c'est l'examen du foie d'une nouvelle espèce de rat, récemment envoyée à M. Desmarest. Ce foie est porté à un tel point de subdivisions lobulaires, que, par une analyse un peu minutieuse, on arriverait à voir qu'il n'y a pas de parenchyme propre du foie, mais que ce n'est que la réunion d'une multitude de petits grains formés par les systèmes sanguin, nerveux et lymphatique, et par les conduits biliaires.

Cette énorme glande a cela de remarquable, qu'elle reçoit, par un système veineux particulier, tout le sang qui revient des organes digestifs, sans qu'on sache positivement pour quel usage. On ne peut admettre que ce sang serve à la sécrétion de la bile, ou du moins exclusivement, puisque cette liqueur existe dans des animaux qui manquent du système de la veine-porte, les *mollusques*. D'ailleurs à quoi servirait l'artère considérable qui se rend à cet organe?

Le fluide biliaire n'est pas toujours versé directement dans le duodénum. Dans la plupart des mammifères, au contraire, les vaisseaux biliaires, réunis en un seul conduit, se renflent en un organe vésiculeux, sorte de diverticulum qui lui sert de réservoir, c'est la *vésicule biliaire*, qui ne semble pas être d'une bien grande importance, car on la voit exister et manquer chez des animaux très voisins sous tous les autres rapports : ainsi, les ruminants à cornes en sont pourvus; elle manque au contraire dans les ruminants à bois. Le conduit biliaire seul, ou réuni au pancréatique, s'ouvre dans le duodénum comme les uretères dans la vessie, en perçant obliquement les parois, de sorte que la partie de l'intestin supérieure à l'orifice lui sert de valvule. Cet orifice a lieu plusou moins près du pylore.

Ces deux fluides exercent sur le chyme une action essentielle qui le rend propre à fournir le *chyle*.

L'*intestin grêle* suit sans ligne de démarcation. C'est dans son intérieur qu'a lieu l'absorption du chyle. La masse alimentaire, modifiée dans les parties du tube qui lui sont antérieures, arrive dans l'intestin grêle avec toutes les conditions nécessaires pour être changée en chyle et en fèces. Tout est disposé pour favoriser la puissance d'absorption. Le système absorbant est extrêmement développé; l'épiderme nul; les cryptes ne prédominent plus; le derme est très mince, très perméable. La surface absorbante est beaucoup augmentée par les nombreux replis valvulaires; ils disparaissent à mesure qu'on s'éloigne du siége de l'absorption.

L'intestin grêle présente des circonvolutions plus ou moins nombreuses suivant l'espèce de nourriture. Étroit et court dans les carnassiers, très long et large dans les herbivores, intermédiaire dans les omnivores, il a été subdivisé, mais tout-à-fait arbitrairement. La première portion, nommée *jéjunum*, la plus riche en valvules et la plus modifiée pour l'absorption, se continue tout-à-fait insensiblement avec la seconde portion qui répond à la fosse iliaque, et qui porte, à cause de cela, le nom d'*iléum*.

La différence de volume n'est pas constante entre l'intestin grêle et le gros intestin. Celui-ci a reçu différents noms suivant les régions; il diffère par sa structure de la portion précédente. Sa surface n'est plus hérissée de villosités; il ne présente que peu de replis valvulaires qui sont bien évidemment plus épais et plus résistants. Ses usages sont d'absorber les parties fluides de la masse alimentaire qui ont échappé à l'action de l'intestin grêle, et de servir de réservoir au résidu de la digestion. A l'endroit où l'intestin grêle se continue avec lui se trouve un diverticulum assez considérable, le *cæcum.* Au point de jonction existe la valvule *iléo-cæcale*, formant une sorte d'entonnoir du côté de l'intestin grêle, et destinée à s'opposer jusqu'à un certain point au cours rétrograde des manières fécales; elle n'existe pas constamment, et c'est chez l'homme qu'elle est le mieux conformée.

Le cæcum offre de nombreuses cellules dues à trois brides longitudinales qui froncent la membrane intestinale, et qui se prolongent sur le reste de l'intestin; c'est dans les poches dues à ces faisceaux musculaires plus courts que la muqueuse, que les matières fécales prennent une forme déterminée, quand elles doivent l'avoir. A cette partie du tube se rattache l'*appendice cœcal*, organe rudimentaire, rempli d'une matière muqueuse, et dont les usages sont ignorés. Son développement est proportionnel à celui de l'appareil digestif; il est très fort, par exemple, dans le lapin où il forme plusieurs circonvolutions; il est énorme dans le cheval, etc.

Enfin le gros intestin, sous le nom de *colon*, forme un entourage à la masse intestinale, et se termine vers la fosse iliaque gauche, en prenant sur la ligne médiane le nom de *rectum*.

Le *rectum* présente des analogies avec l'œsophage; ses fibres musculaires sont plus épaisses, plus rouges, reçoivent beaucoup de nerfs de la vie de relation; il se termine en constituant l'*orifice anal*, qui offre son sphincter et ses muscles propres. Dans beaucoup d'animaux on voit les cryptes recommencer à dominer à l'extrémité anale, et quelquefois même s'agréger en amas assez considérables comme à l'entrée du tube; mais avec un but différent, celui de faciliter l'éjection des fèces. Le rectum est susceptible d'une grande dilatation, c'est un véritable réservoir.

Dans l'état normal l'orifice anal est fermé; il faut un effort pour vaincre son sphincter, et cet effort est produit, 1° par la force que fait avancer la matière alimentaire *à tergo*, par une sorte de déglutition continuée ; 2° par les parois abdominales qui forment des espèces de sangles plus ou moins obliques ou médianes, dont les contractions, pressant sur tout ce que contient la cavité abdominale, forcent à s'échapper les matières qui remplissent les différents réservoirs (1). Le diaphragme concourt pour beaucoup à cette action, et c'est ainsi que s'opère l'expulsion des fèces, la *défécation*.

Mais le conduit intestinal n'adhère pas aux parois de la cavité qui les renferme, il flotte librement dans son intérieur, et pour cela, comme partout où dans l'organisation il doit y avoir mouvement entre un organe et la cavité qui le contient, une membrane particulière se forme à la surface de l'organe contenu et de la cavité contenante ; cette membrane, du genre des séreuses, s'appelle le *péritoine*. Il soutient l'intestin, et le fixe aux parois de l'abdomen, par

(1) Ce sont en effet les mêmes contractions qui viennent au secours de celles de l'utérus et de la vessie, lorsque ces organes tendent à expulser le produit qui les remplit ; et comme dans tous ces cas la compression est uniforme et générale, s'il se trouve certaines parties des parois abdominales plus faibles que les autres, elles peuvent céder à l'effort, et livrer passage à des anses intestinales, des portions de viscères qui viennent faire *hernie* sous les téguments.

un pédoncule très large, oblique de gauche à droite, entre les lames duquel ont lieu l'entrée et la sortie des nerfs et des vaisseaux.

A la surface inférieure de l'estomac et de plusieurs autres portions du tube, le péritoine offre des pincements plus ou moins considérables, qui permettent à l'organe de se dilater, en écartant les deux lames qui les forment; ce sont les *épiploons*, dans lesquels s'accumule surtout la matière graisseuse, comme on le voit très bien chez les animaux hibernants, avant qu'ils n'entrent en torpeur.

Le péritoine est constamment baigné par une vapeur séreuse qui permet aux viscères de glisser les uns sur les autres avec une extrême facilité.

§ II. Oiseaux.

L'appareil digestif est sensiblement le même, quoique très modifié.

Les lèvres manquent ; à la place du système dentaire, les mandibules sont revêtues d'une substance cornée qui constitue le *bec*, dont la forme est un caractère zoologique bien moins sûr que celui des dents pour la classe précédente.

Le bec appartient au même genre d'organes que les dents, les poils : on peut le regarder comme résultant de l'agglutination intime d'une infinité de poils, comme dans l'ongle, dans le sabot du cheval. Sa forme est en rapport avec le genre de nourriture, mais pas d'une manière bien rigoureuse. Certaines espèces, cherchant au fond de l'eau et dans la vase les insectes dont elles se nourrissent, ont à l'extrémité du bec une peau fine, très nerveuse et très sensible, la bécasse, par exemple.

La mâchoire inférieure s'articule avec un os mobile, donnant insertion à d'autres pièces osseuses qui forment une des racines de la mâchoire supérieure; et comme l'autre racine, formée par les incisifs qui remontent s'attacher au frontal, jouit d'une grande élasticité, quelquefois même d'une véritable mobilité articulaire, il en résulte que, par un mouvement de bascule, cette mâchoire s'élève lorsque l'inférieure s'abaisse.

La membrane buccale est ferme ; celle qui recouvre la langue est dure et souvent cornée. Il n'y a presque jamais de mastication.

Les glandes salivaires sont peu développées; il ne s'en trouve que sous la langue ; elles versent par plusieurs orifices un fluide épais et comme gluant.

L'épiglotte manque, et pendant la déglutition la glotte se ferme spontanément.

Le pharynx n'a pas de muscles extrinsèques, ses parois sont très faibles.

L'œsophage se renfle souvent à sa partie inférieure en un organe particulier, le *jabot*, versant un fluide acescent ; c'est un organe de dépôt assez riche en cryptes.

L'appareil gastrique proprement dit est situé dans l'enceinte des côtes, et consiste en deux cavités; la première, *ventricule succenturier*, contient dans ses parois une énorme quantité de cryptes très gros, très apparents, versant un fluide abondant et visqueux; le second renflement, ou *gésier*, est d'autant plus épais que la nourriture est plus dure; sa surface interne est revêtue d'une membrane fibreuse ou cornée très solide, qui triture la substance alimentaire au moyen de deux muscles énormes qui forment son enveloppe. La structure du gésier est bien moins solide dans les oiseaux carnivores, où il semble souvent ne faire qu'un sac avec le ventricule succenturier.

Vient ensuite le canal intestinal, moins long proportionnellement que chez les mammifères. Sa longueur est en rapport avec la nourriture.

Le duodénum, très long et très gros, reçoit la bile par deux conduits, l'un hépatique, l'autre cystique. Ces animaux offrent nécessairement des vaisseaux hépato-cystiques.

Le pancréas et le foie sont très considérables; ce dernier est divisé en deux lobes égaux. Le reste de l'intestin offre à peu près le même diamètre partout. Il présente le plus souvent deux cæcum qui marquent l'origine du rectum. On ne peut déduire un rapport rigoureux entre l'existence de ces cæcum et le genre de nourriture ; on les voit exister également dans les espèces frugivores et carnivores.

Le rectum ne communique pas directement avec l'extérieur ; il s'ouvre dans une poche commune, le *cloaque*, qui reçoit aussi les uretères, les conduits spermatiques ou l'oviducte.

La même séreuse tapisse la cavité viscérale unique.

§ III. Reptiles.

Les tortues présentent une mâchoire semblable à celle des oiseaux; mais les os incisifs ne vont pas s'articuler avec le frontal, et l'os carré est fixe. La langue est très molle, jamais extensible. Dans les crocodiles elle est comme rudimentaire , et ne dépasse pas le plancher de la cavité buccale.

Les crocodiles et les autres reptiles ont des dents; beaucoup même en ont au palais.

La langue est souvent bifurquée.

La mâchoire inférieure s'articule avec l'os carré, mais qui n'est mobile que dans les sauriens et dans les vrais serpents, où toutes les pièces des mâchoires se meuvent les unes sur les autres, non seulement dans le sens vertical, mais encore où chaque côté s'écarte de l'autre dans le sens transversal, de manière à offrir un élargissement très considérable. Cette disposition permet à l'animal d'avaler des corps d'un diamètre de beaucoup supérieur au sien propre, et la grande élasticité de son enveloppe extérieure suit la dilatation de l'œsophage.

Plusieurs reptiles sécrètent une matière venimeuse dans leur appareil salivaire, dans l'analogue de la parotide. Le conduit excréteur de cette glande s'ouvre dans la gencive renflée en vésicule autour d'une dent canaliculée, laquelle venant à s'enfoncer dans la proie, la vésicule est comprimée, et son fluide ne trouve d'issue que par le canal de la dent, ouvert à peu de distance de sa pointe, mais non à sa pointe même. La dent venimeuse des serpents est tout-à-fait sortie de la mâchoire; elle n'adhère qu'à la muqueuse, et tombe avec une grande facilité; mais la poche qui la contient renferme deux ou trois petites dents de remplacement qui s'avancent l'une après l'autre, et qui sont d'autant plus adhérentes qu'elles sont plus jeunes.

Le pharynx ne se distingue guère de l'œsophage; quelquefois celui-ci se continue presque insensiblement avec l'estomac. Cet organe est simple, il tend à devenir parallèle à l'axe du corps. Membraneux dans les carnivores, plus épais dans les herbivores, le canal intestinal suit les rapports avec la nourriture; en général plus court que chez les oiseaux, souvent il est à peine deux fois aussi long que le corps.

Les cæcum manquent généralement; il y a un cloaque comme chez les oiseaux.

§ IV. Amphibiens (1).

La langue est molle, longue, extensible, dans

(1) En séparant les amphibiens d'avec les reptiles, nous suivons la classification de M. *de Blainville*, qui les considère comme formant une classe à part, faisant le passage des reptiles aux poissons. En effet, le squelette de nature plus muqueuse, moins calcaire que celui des reptiles, l'articulation de la tête par deux condyles, la peau nue et visqueuse, l'absence d'ongles, les côtes nulles ou rudimentaires, la respiration d'abord branchiale, puis pulmonaire, le défaut d'organe excitateur et la fécondation sans copulation, l'enveloppe des œufs, les métamorphoses enfin forment des caractères assez nombreux et assez importants pour fonder cette séparation, si évidente d'ailleurs que jamais les amphibiens n'ont pu se plier aux généralités qui conviennent aux reptiles.

les batraciens proprement dits, où elle se fixe par sa base au bord de la mâchoire, et se replie en dedans.

Le canal intestinal présente un rapport remarquable avec l'espèce de nourriture. Dans le têtard, qui est herbivore, il est très long et roulé en spirale; il se raccourcit à mesure que l'animal devient adulte et exclusivement carnivore. L'orifice du cloaque est terminal.

Dans ces deux dernières classes, le foie est considérable, le pancréas n'offre rien de particulier, le péritoine est confondu avec la séreuse thoracique, c'est-à-dire qu'il n'y a qu'une séreuse générale.

§ V. Poissons.

La nourriture étant presque toujours la même, l'appareil digestif varie peu. La proie est engloutie le plus souvent sans être mâchée; aussi les organes salivaires ont disparu, et les dents, qui consistent souvent en simples crochets, sont souvent dirigées en arrière pour retenir la proie. Certaines raies ont cependant des dents aplaties destinées à broyer les crustacés qui leur servent de nourriture. Du reste, l'insertion des dents varie beaucoup dans cette classe; elle a lieu aux os incisifs, maxillaire, vomer, palatin, à la langue, aux arcs branchiaux et jusque sur les os pharyngiens.

La langue est réduite à sa portion hyoïdienne.

Le mode articulaire de la mâchoire permet un très grand écartement.

Les lèvres forment un bourrelet très peu charnu.

La muqueuse buccale se continue en entonnoir avec le pharynx et l'œsophage, qui est très épais et musculeux, et qui se termine insensiblement à un estomac généralement dirigé dans l'axe du corps, fusiforme, plus ou moins long, et remarquable dans la plus grande partie des espèces, par la quantité de cæcum qui viennent s'ouvrir isolément ou plusieurs ensemble autour du pylore et quelquefois sur toute la surface stomacale. Ces cæcum, très riches en cryptes, paraissent remplacer le pancréas, qui n'existe que dans les chondroptérygiens, où l'on ne les retrouve plus.

Le canal intestinal se recourbe en avant pour former le duodénum, qui reçoit le fluide biliaire directement ou par le moyen d'une vésicule, et un autre fluide sécrété par les cryptes multipliés qui tapissent ses parois. L'intestin est plus ou moins long; le rectum s'ouvre quelquefois à l'extérieur, d'autres fois dans un cloaque. Le diamètre est à peu près le même dans tout l'intestin, quelquefois même plus grand dans la première portion.

Le péritoine, jusqu'ici transparent, est très mince et souvent argenté, beaucoup plus épais, et d'aspect comme gélatineux.

TYPE II. ENTOMOZOAIRES (1), DE BLAINVILLE.

(*Animaux articulés*, CUV.)

L'appareil digestif varie autant et peut-être plus que dans tous les vertébrés ensemble. Nous ne parlerons que des principales modifications.

Il n'y a pas de cavité buccale proprement dite, c'est-à-dire où la masse alimentaire serait placée pour être mâchée ; de chaque côté de l'orifice du tube digestif sont des pièces mobiles armées de dentelures plus ou moins saillantes ; ce sont les mandibules et les mâchoires.

L'os hyoïde prend le nom de lèvre inférieure.

L'œsophage s'ouvre obliquement de manière que la partie supérieure recouvre l'orifice qui reste inférieur. La trompe des diptères peut être regardée comme un prolongement de cet œsophage.

---

(1) Ἔντομα insectes, ζῶον animal.

A la suite de ce conduit vient un premier estomac, dans la direction du corps, excepté dans les genres très voraces, où il se recourbe en une espèce de panse. Il est fusiforme dans les hexapodes.

Dans les crustacés décapodes il est soutenu par un appareil calcaire pourvu de muscles, et ne s'affaisse plus quand il est vide. Après lui vient le gésier, souvent fort distinct, à parois musculaires, dans lequel se trouvent quelquefois des dents disposées par rangées, et le canal intestinal lui succède.

Le foie n'est plus formé par une seule masse; c'est une quantité de cæcum rassemblés en deux ou trois groupes de chaque côté, sécrétant une véritable bile, qu'ils versent par un orifice commun à ceux du même côté, constamment dans le duodénum, et quelquefois en outre dans le gésier.

Les insectes n'ayant pas de vaisseaux sanguins ne peuvent avoir de glandes; aussi voyons-nous chez eux la bile produite, comme les autres sécrétions, par des vaisseaux minces, spongieux, qui flottent dans les fluides dont toutes les parties sont baignées, et y puisent les éléments de leur sécrétion. Ces vaisseaux existent dans les larves comme dans les adultes. Le pancréas a disparu.

A mesure qu'on descend, l'animal est plus alongé, la peau et le canal digestif sont réunis par des brides, et le tissu dermique de celui-ci sert à la locomotion comme la couche sous-cutanée dans les derniers des articulés, lombrics, sangsues, etc.

TYPE III. MALACOZOAIRES (1), DE BLAINVILLE.

(*Animaux mollusques*, Cuv.)

Les *céphalés* ont la bouche le plus souvent inférieure, les lèvres très visibles, molles, s'alongeant quelquefois en trompe; assez souvent il y a un système dentaire corné, dans les espèces herbivores plus particulièrement. Souvent il y a des appendices qui vont saisir la proie et l'amènent à la bouche; on distingue un appareil salivaire.

L'œsophage traverse un anneau formé par le système nerveux qui suit ses mouvements. L'estomac est quelquefois armé de dents; quelques espèces ont un gésier.

L'appareil biliaire, très développé, verse son fluide dans l'estomac ou le duodénum par trois

---

(1) Μαλακὸς mou, ζῶον animal.

ou quatre conduits. Il n'y a plus de vésicule biliaire, et le foie ne reçoit plus le sang veineux des intestins ; c'est l'aorte qui fournit à sa nutrition et à sa sécrétion. Le canal intestinal présente quelques circonvolutions et se termine en arrière, ou remonte s'ouvrir près des branchies, rarement sur la ligne médiane, le plus souvent du côté droit. Dans les *mollusques acéphales* l'appareil se simplifie ; il y a encore des lèvres contractiles à l'orifice buccal.

L'estomac présente de grands trous ouverts un peu en valvules, qui donnent accès au fluide biliaire. Le foie n'en est plus séparé ; il est contenu dans les parois mêmes de l'estomac auxquelles il adhère intimement.

Le canal intestinal, après quelques circonvolutions, se porte en avant et en haut, et semble traverser le cœur, qui ne fait réellement que l'entourer.

TYPE IV. ACTINOZOAIRES (1), DE BLAINVILLE.

(*Animaux rayonnés*, CUV.)

Les premières espèces, *holothuries*, ont un tube digestif complet. A son orifice, de petits or-

(1) Ἀκτὶν rayon, ζῶον animal.

ganes musculaires assez durs simulent des dents. L'estomac et le foie sont distincts; le canal intestinal se termine en arrière.

Dans les *oursins*, le canal tend à disparaître; l'orifice buccal est armé de cinq dents aiguës formant au-devant de lui une sorte de cage, et pourvu de muscles pour écarter ou rapprocher ces dents. Le foie se voit encore, il y a encore un anus.

Les *astéries* n'ont ni dents ni anus; l'estomac a une seule ouverture, et il se divise en plusieurs cæcum, qui correspondent chacun à un des rayons dans lesquels sont les lobes du foie.

Les *méduses* offrent un vaste estomac non suspendu, mais creusé dans la masse du corps. Il donne naissance à des vaisseaux qui communiquent ensemble latéralement, et d'où part une infinité de petits rameaux vasculaires formant un lacis très compliqué par lequel la nourriture est transmise à tout le corps.

Les *actinies* ont l'orifice buccal toujours supérieur, entouré de tentacules ; l'intestin ne forme qu'une poche confondue avec l'enveloppe externe par des brides transversales.

Enfin dans les *polypes* se termine l'appareil digestif; la nutrition semble se faire chez eux par une simple imbibition.

APPENDICE AU CHAPITRE PREMIER.

Deux organes de sens spéciaux (1) président à la digestion, en éclairant l'animal sur la nature de la matière alimentaire qu'il cherche; l'organe du *goût* et celui de *l'odorat*.

Les notions qu'ils donnent sont en général extrêmement sûres et fidèles; il n'y a pour ainsi dire que l'homme qu'elles abusent, sans doute parceque, chez lui, ces deux sens, devenus une source de volupté, ont été portés au-delà de

(1) Les sens spéciaux sont au nombre de quatre. Ce ne sont que des modifications du sens général du toucher, tant sous le rapport physiologique que sous le rapport anatomique, modifications appropriées à certains corps, ou à certaines propriétés des corps, autres que l'impénétrabilité.

Les sens spéciaux présentent nécessairement une spécialisation dans leur appareil, et probablement aussi dans la structure de leur système nerveux.

Dans tout organe de sens, il peut y avoir trois choses à étudier; 1° l'organe lui-même; 2° l'appareil de perfectionnement; 3° le système nerveux.

Les organes des sens spéciaux vont en s'éloignant de la structure de l'enveloppe générale, depuis le sens du goût jusqu'à celui de l'au-

leur type naturel. Etroitement liés dans leurs actions, ils concourent ensemble, souvent même à l'insu de l'animal, pour lui faire connaître certaines propriétés des corps, et souvent aussi de leur action simultanée résulte une sensation composée.

L'un d'eux, l'organe de l'odorat est constamment situé le premier à la tête. Comme moyen de perfectionnement, dans les trois premières classes des ostéozaires, il communique par son orifice postérieur avec l'appareil respiratoire.

L'autre, l'organe du goût, est toujours le dernier à la tête, entre les appendices des deux dernières vertèbres céphaliques. Du reste

---

dition. La spécialisation du système nerveux est d'autant plus évidente, que le sens diffère plus du toucher général.

D'après ces considérations, M. de Blainville a divisé les sens spéciaux en deux ordres :

1° Ceux qui, n'étant qu'une simple modification de la peau dans toutes ses parties, présentent une surface membraneuse assez étendue, et peuvent être regardés comme complexes, résultant de la réunion d'une foule de petits organes sentants contigus.

2° Les sens spéciaux simples, résultant de la modification d'un phanère, avec un système nerveux nettement spécialisé.

La manière d'agir de ces deux ordres de sens, confirme encore cette division; dans le premier c'est presque une action chimique; dans le second, c'est une sorte d'action mécanique.

la position de ce sens au commencement du canal digestif pourrait lui être assigné *à priori*.

Le goût et l'odorat sont ceux des sens spéciaux qui commencent le plus tôt à s'exercer dans le jeune animal, et ceux aussi dont l'existence est la plus générale. Ayant une influence aussi directe et aussi importante sur la conservation de l'individu, il en devait être ainsi. Les animaux qui ne peuvent exercer aucun choix sur leurs matières alimentaires, ou ceux qui les prennent à l'état de suspension dans le milieu ambiant, et qui ne les mâchent point, sont les seuls qui soient privés de la faculté de goûter et d'odorer.

Ces deux sens ont encore de commun entre eux qu'ils ont pour siége une portion de l'enveloppe générale modifiée; qu'ils n'agissent qu'au contact des corps plus ou moins divisés, enfin que leur action est très probablement de nature chimique.

ARTICLE PREMIER.

DU SENS DU GOUT (1).

Ce sens a pour attribut spécial de faire apercevoir les corps exétrieurs au moyen d'une de leurs propriétés qu'on appelle *saveur*.

Souvent il peut nous donner en outre des notions sur la forme et la température des corps, à peu près comme le sens du toucher.

Il est de tous les sens spéciaux le moins spécialisé sous le rapport du système nerveux et sous celui des modifications de l'enveloppe. Il a pour siége la membrane qui recouvre la face supérieure de la langue et particulièrement les bords et la pointe de cet organe. Les autres parties de la cavité buccale ne donnent que la sensation de contact.

La nature de son action est immédiatement chimique, d'où il ne peut agir qu'au contact. En général la dissolution préalable des corps semble une condition nécessaire pour qu'ils soient sapides; aussi l'appareil de perfectionnement de

---

(1) De Blainville, *Principes d'anatomie comparée*, tome Ier, page 242.

ce sens consiste-t-il dans une grande quantité de petits cryptes qui versent un fluide dissolvant.

En général le degré d'activité de la gustation peut se mesurer par la quantité et peut-être la nature de ce fluide, la grosseur du système nerveux, le nombre et le développement des papilles dans lesquelles très probablement se terminent les nerfs.

La peau qui recouvre la langue a subi des modifications pour devenir le siége du goût.

Le derme mou, spongieux, présente un grand nombre de saillies, qu'on a improprement appelées papilles nerveuses; il est tout-à-fait adhérent à la fibre musculaire lorsqu'elle entre dans la formation de la langue.

Le réseau vasculaire est extrêmement développé; en se moulant sur les petites saillies du derme, il forme des espèces de petits bourgeons au-dessus de lui. La coloration vasculaire est portée au plus haut point.

Le pigmentum est ordinairement nul; cependant la langue des moutons bigarrés de noir et de blanc est quelquefois tachée de noir, et celle de plusieurs autres animaux est presque entièrement noire.

Le système nerveux ne peut s'y démontrer,

mais on doit nécessairement l'y admettre, et même très développé, vu la quantité de nerfs qui se rendent à cet organe, et qui ne peuvent appartenir exclusivement à sa partie musculaire, puisqu'ils existent également lorsque la langue est très peu mobile, et qu'elle est presque réduite à un repli de l'enveloppe. Il y a toute probabilité pour croire que le système nerveux, arrivé à un degré de ténuité tel qu'il échappe à nos sens, va se perdre dans les papilles de l'organe.

L'épiderme est ordinairement presque nul; cependant chez certains carnassiers, tels que le tigre, le chat, etc., il forme des éminences unguiformes, comme cornées, mais entre lesquelles il y a toujours des portions qui ont conservé leur mollesse et leur faculté gustative.

L'appareil crypteux est très développé, il verse un fluide d'autant moins muqueux qu'il est sécrété sur les bords et la pointe de la langue.

En général le sens du goût est d'autant plus parfait que l'animal est plus élevé, qu'il vit constamment dans l'air, que sa nourriture est plus variée, qu'elle est prise en masse et doit être mâchée.

L'habitation dans l'eau influe sur ce sens; les animaux aquatiques l'ont en général beaucoup moins développé ; ils avalent souvent leur proie sans la mâcher, sans la goûter.

Intimement lié à la nutrition, le sens du goût est encore influencé par l'âge et les maladies ; il présente une foule de nuances individuelles.

TYPE Ier. Ostéozoaires.

§ I. Mammifères.

La langue, insérée sur la première des pièces médianes qui composent la série inférieure des os du squelette, l'os hyoïde, se divise en deux parties : l'une antérieure, très développée, analogue par sa structure aux membres des mollusques ; l'autre postérieure, basilaire ou hyoïdienne, composée d'un grand nombre de muscles qui impriment à l'organe une foule de mouvements généraux.

La muqueuse qui la recouvre présente les modifications les plus favorables à la gustation, telles que nous les avons indiquées plus haut.

On distingue sur la surface de la langue trois sortes de saillies ou *papilles* de structure et d'usage différents : les papilles *coniques*, les papilles *fongiformes*, les papilles *calyciformes*, toutes ainsi nommées d'après leur figure.

1° *Les papilles coniques* sont de deux sortes : les unes molles, flexibles, fines, vasculaires, et probablement nerveuses, occupent la pointe et les bords de la langue : elles appartiennent spécialement au sens. Les autres, plus fermes, plus grosses, souvent revêtues d'une substance épidermique cornée, se trouvent au milieu de la langue de certains carnassiers très avides de sang, et servent à arracher, à déchirer la proie à mesure que l'animal la lèche pour en sucer le sang.

2° *Les papilles fongiformes* répandues entre les précédentes, sont plus spongieuses, plus vasculaires, peut-être plus nerveuses que les papilles coniques molles, et semblent concourir puissamment à la sensation du goût. En effet, les animaux qui ont ce sens le plus développé sont aussi les plus riches en papilles fongiformes.

3° *Les papilles calyciformes* ne sont pas des organes du même genre que les précédentes : ce sont des amas de cryptes s'ouvrant dans un godet commun. Leur position à la base de la langue indique aussi que leur usage est bien plutôt relatif à la déglutition. Leur nombre, variable en général, est fixe pour chaque espèce : l'homme en présente dix disposées en V à la base de la langue.

A mesure qu'on s'éloigne de l'homme, les modifications favorables à la gustation diminuent.

La langue du chien est encore très bien organisée pour goûter ; elle est très molle, elle offre un réseau vasculaire extrêmement développé, par lequel s'exécute une transpiration fort active qui supplée à celle qui ne peut se faire à travers le derme très dense et fort épais de l'enveloppe générale.

Les purs carnassiers présentent un certain nombre de papilles coniques cornées un peu dirigées en arrière.

La langue des fourmillers sécrète une grande quantité de matière muqueuse pour un autre but que la gustation, celui d'invisquer et de retenir les petits insectes qui doivent les nourrir.

L'espèce et même la variété de nourriture semblent influer sur l'organe du goût. Ainsi, parmi les rongeurs, ceux qui se nourrissent de substances savoureuses, de fruits, d'herbes fraîches, les *écureuils*, les *lapins*, ont la langue molle; au contraire, ceux qui mangent des racines, ou des écorces plus ou moins sèches, l'ont dure et quelquefois comme écailleuse, le *porc-épic* par exemple.

Les cétacés avalent brusquement leur proie sans la mâcher; leur langue est couverte d'un épiderme épais; la gustation doit y être très faible.

§ II. Oiseaux.

L'organe du goût est sensiblement modifié. La partie antérieure de la langue est presque nulle et plus ou moins dure; la portion hyoïdienne, très développée, est soutenue dans son intérieur par une pièce osseuse.

Le système nerveux et vasculaire appartient évidemment à la peau, puisqu'elle seule constitue la portion antérieure de l'organe sentant. L'abondance des nerfs semble suppléer à la densité du derme et à l'absence des papilles.

Le siége du goût semble être plus particulièrement situé dans les sortes de lanières, de dentelures qui bordent souvent la pointe de la langue.

Il y a quelquefois un pigmentum très apparent.

Quelques oiseaux paraissent goûter avec délicatesse : le serin, le perroquet. Au contraire, le casoar, l'autruche, qui avalent gloutonnement toute sorte d'objets non digestibles, paraissent avoir une gustation nulle, et leur langue reçoit en effet des nerfs très peu volumineux. Il n'en est pas ainsi chez les palmipèdes, qui tâtent leur proie, qui la choisissent, comme les canards.

§ III. Reptiles.

L'organe du goût est peu développé ; il l'est d'autant moins que l'animal avale sa proie plus gloutonnement, sans la mâcher.

La tortue, qui mâche un peu la sienne, offre une langue épaisse et papillaire.

Elle est fort petite dans le crocodile.

Elle est extrêmement molle dans le caméléon, mais pour un usage analogue à celui qu'elle remplit chez les fourmillers.

Celle du lézard est bifurquée; elle est très longue et étroite dans les serpents. La plupart de ces derniers et plusieurs sauriens ont la membrane gustative colorée en noir.

§ IV. Amphibiens.

La surface de la langue est presque toujours revêtue d'une membrane molle, et sécrétant beaucoup de viscosités, surtout dans les espèces qui habitent constamment dans l'eau, ce qui est moins en rapport avec le sens du goût qu'avec la viscosité générale de l'enveloppe.

Les crapauds et les grenouilles ont cela de remarquable, que la partie libre de la langue est dirigée en arrière, de sorte que ce n'est que par un mouvement de bascule qu'elle est projetée au dehors de la cavité buccale. La membrane gustative est molle, assez étendue, mais lisse.

Chez les salamandres, la langue est petite, mais elle présente beaucoup de papilles.

Les pipas offrent une grande singularité, ils manquent totalement de renflement lingual.

§ V. Poissons.

Le sens du goût est ici à son minimum, même on pourrait dire qu'il existe à peine, la peau qui se trouve à la place de la langue n'offrant point les modifications nécessaires.

La portion antérieure de la langue a disparu; la portion hyoïdienne est très développée, mais la peau qui la recouvre est souvent hérissée de grains, d'éminences cornées.

La carpe présente un bourrelet qui pourrait peut-être être pris pour une sorte de langue. La plupart des autres poissons ont, à la place de cet organe, de petites dents pointues, recourbées en arrière, et propres à retenir la proie.

La saillie antérieure de l'appareil hyoïdien présente une forme très variable; elle n'existe quelquefois pas du tout, comme dans les lamproies.

Il faut cependant reconnaître que les mêmes filets nerveux qui vont à la langue des animaux supérieurs se retrouvent dans les poissons, mais bien moins développés.

TYPE II. Entomozoaires.

La grande majorité des entomozoaires prennent, choisissent, mâchent leur nourriture, et présentent un organe de gustation plus ou moins évident, surtout dans les espèces qui vivent dans l'air.

Dans les sauterelles, les criquets par exemple, on trouve à la partie de la mandibule correspondant à la langue des animaux supérieurs, un renflement très épais, très pulpeux, où la peau reçoit beaucoup de nerfs, et forme évidemment un organe gustatif.

En général, ce qu'on a désigné sous le nom de langue dans les insectes, n'est que la lèvre inférieure, ou l'analogue de l'os hyoïde.

Quant à la langue des papillons, d'où le nom de *glossata* de Fabricius, il est certain que ce sont les mâchoires prolongées qui la forment.

Les espèces qui n'exercent aucun choix sur leur nourriture, les vers intestinaux, par exemple, n'offrent aucune modification pour le sens du goût.

TYPE III. MALACOZOAIRES.

Les mollusques céphalés sont les seuls qui présentent un organe de gustation. Les poulpes, les sèches en ont un assez visible et un peu corné.

Dans la limace, à la partie inférieure de l'orifice buccal, est un renflement musculeux auquel arrivent beaucoup de nerfs ; aussi cet animal, de même que beaucoup d'autres mollusques, recherche-t-il bien manifestement certains aliments qu'il affectionne.

Les acéphales manquent entièrement de ce sens ; on n'en trouve plus de traces dans les actinozoaires, à plus forte raison dans les derniers animaux de la série, qui ne se nourrissent que par imbibition.

ARTICLE II.

DU SENS DE L'ODORAT (1).

Appliquant à ce sens le même genre de définition qui a été employé pour le précédent, l'on

(1) De Blainville, *loco citato*, tom. 1er, p. 270.

peut dire que le sens du goût a pour attribut spécial de nous faire connaître les corps extérieurs par une de leurs propriétés, l'*odeur*.

Il peut en outre nous donner des notions sur la distance et la direction des corps odorants.

Ce sens est plus spécialisé dans son système nerveux: trois paires se rendent à la langue, sans qu'on sache positivement laquelle préside spécialement à la gustation; l'organe de l'odorat n'en reçoit que deux, et comme on voit la première paire s'y rendre constamment et être en rapport de volume avec son développement, on a été porté à conclure que cette première paire est spécialement le nerf de l'odoration.

Le sens de l'odorat a pour siége une portion modifiée de l'enveloppe rentrée. Son action est très probablement aussi de nature chimique. Il n'agit qu'au contact, non des masses, mais des particules les plus ténues des corps; et la division, la suspension de ces particules dans le milieu ambiant est la condition capitale de l'odoration. Un fluide visqueux, sécrété par la membrane olfactive, dissout, retient un certain temps les molécules ainsi divisées, et facilite par là l'action du sens.

A priori la place de ce sens doit être à la partie antérieure de l'animal; il s'y trouve en effet. C'est la première vertèbre, ou le vomer, qui en est le soutien dans les animaux supérieurs.

L'importance de l'odorat est déjà moins grande que celle du goût, mais elle l'est beaucoup plus encore que celle de l'audition ou de la vision.

Il est intimement lié à la conservation de l'individu, à sa nutrition; et de plus, il sert souvent encore à avertir les sexes pour l'acte de la copulation.

Il disparaît un peu plus tôt dans la série que le sens du goût.

Nous n'essaierons pas plus de définir les odeurs que nous ne l'avons fait pour les saveurs: on ne s'entend guère à cet égard que sur le degré d'intensité, et sur quelques caractères tranchés, généralement sentis et admis.

Le développement des odeurs dépend de la chaleur qui gazéifie les corps, et des fluides qui deviennent les véhicules de ces corps ainsi gazéifiés. Si, par une disposition particulière, un courant de ces fluides ainsi chargés de molécules odorantes est forcé de traverser un passage étroit, l'impression sera plus forte, l'application de ces molécules étant beaucoup plus immédiate que dans le simple contact. Ce sera donc une condition très avantageuse, lorsque l'organe de l'odorat sera situé sur le trajet de l'air qui doit servir à la respiration; car c'est ce fluide qui est presque toujours le véhicule des odeurs.

Le degré de perfection du sens peut *à priori* s'estimer par le développement du système nerveux, l'étendue de la surface sentante, la facilité qu'a l'animal d'arrêter par des anfractuosités, ou de conserver dans des diverticulum, des lieux de dépôt, les particules odorantes; enfin par la communication de l'organe avec la cavité pulmonaire.

Les modifications qu'a subies l'enveloppe rentrée pour devenir une membrane olfactive sont les suivantes, dans les animaux supérieurs du moins:

Il n'y a jamais de fibres musculaires au siége même de l'odoration.

Le derme est mince, mais très dense et comme fibreux; il adhère fortement au périoste ou au périchondre; il n'offre pas de papilles.

Le système vasculaire est extrêmement développé, et, par ses nombreuses ramifications et ses fréquentes anastomoses, il forme un véritable réseau, d'où la fréquence des hémorrhagies nasales dans certaines espèces.

Le pigmentum est nul dans les espèces supérieures.

Le système nerveux est très abondant; il n'affecte pas une forme papillaire, il se termine plutôt par un réseau délié comme le système vasculaire ; on suit en effet assez loin les ramifications nerveuses , et on les voit s'anastomoser un grand nombre de fois.

L'épiderme n'existe qu'à l'entrée ; il disparaît dans la profondeur de l'organe.

L'appareil phanérique ne se trouve aussi qu'à l'entrée de l'appareil qu'il protège contre les corps étrangers.

Les cryptes sont peu visibles ; cependant ils doivent être abondants, si l'on en juge par la quantité de matière secrétée, dont la présence est aussi nécessaire à l'odoration que la salive l'est à la gustation.

TYPE Ier. Ostéozoaires.

La membrane olfactive forme une poche plus ou moins étendue , qui se loge dans un écartement des os de l'appendice maxillaire supérieur, ou qui du moins correspond à ces os lorsqu'elle reste sous-cutanée, ce qui est extrêmement rare.

Elle offre cette différence importante , que dans les espèces qui respirent l'air en nature, elle se trouve sur le trajet de l'air, et forme une cavité ouverte en avant et en arrière pour la libre circulation du fluide qui doit arriver au poumon ; tandis que chez les animaux qui respirent l'air contenu dans l'eau, la membrane olfactive forme une poche à part, n'ayant qu'un ou deux orifices antérieurs.

§ I. Mammifères.

L'odorat est très développé, le nerf très volumineux. La membrane olfactive est logée dans l'écartement que laissent entre elles différentes pièces osseuses et cartilagineuses qui constituent les parois des fosses nasales, séparées en deux par un os médian prolongé en avant par un cartilage. Les nerfs olfactifs pénètrent à travers les trous dont est percé l'os ethmoïde qui forme la paroi supérieure et postérieure de la cavité.

Des ostéides plus ou moins recourbés sur eux-mêmes, et appartenant à la membrane olfactive, augmentent la surface sentante; et trois sortes de *sinus*, qui servent de diverticulum à cette même membrane, perfectionnent ce sens. 1° Les *sinus frontaux* ou supérieurs, qui, dans certaines espèces, le *cochon*, dédoublent entièrement les os du crâne et arrivent jusqu'à l'occipital; 2° les *sinus sphénoïdaux* ou médians; 3° les *sinus maxillaires* ou latéraux. Tous ces sinus ne sont bien développés que chez l'animal adulte.

L'ouverture antérieure des fosses nasales se

prolonge en avant, recouverte par une sorte de pavillon dermo-cartilagineux plus ou moins mobile et qui forme le *nez*. Les fibro-cartilages qui bordent cette ouverture la ferment quelquefois complètement dans l'état de repos, comme chez les phoques, où il faut l'action d'un diducteur pour les écarter. En général, l'animal a un peu d'action sur l'orifice antérieur des fosses nasales : il n'en est pas de même pour l'orifice postérieur ; il est toujours béant, et communique avec l'entrée du larynx.

Le développement de l'appareil olfactif est un peu en rapport avec l'espèce de nourriture. Les carnassiers, et surtout les carnassiers lâches, l'ont très développé ; il l'est également beaucoup dans les ruminants.

Du reste, cet appareil présente un grand nombre d'anomalies plus ou moins étrangères à notre sujet. Telles sont, par exemple, les modifications du nez, qui le rendent propre à fouiller, comme dans le cochon, dans les taupes ; celles qui en font un organe de préhension, comme dans l'éléphant ; celles enfin qui le font spécialement servir à la respiration, comme dans les cétacés.

§ II. Oiseaux.

L'appareil de l'olfaction est en général moins

favorablement disposé que dans les mammifères. Le sac olfactif est compris entre les mêmes os, mais ses replis ne sont que très rarement soutenus par des pièces osseuses; ce ne sont le plus souvent que des lames cartilagineuses.

Les fosses nasales sont très écartées en avant, ce qui tient à ce que les os du nez ont été rejetés de côté pour permettre l'articulation des os incisifs avec le frontal. Elles vont en convergeant en arrière, et finissent par se réunir.

L'orifice antérieur, entièrement cartilagineux, n'est pas laissé à la volonté de l'animal. Il n'y a pas de nez proprement dit.

De même que dans la classe précédente, les espèces qui vivent de cadavres ont ce sens plus fin. Il diminue déjà dans celles qui cherchent leur proie vivante; encore davantage dans les purs granivores.

§ III. Reptiles.

On ne peut donner de généralité sur ce sens dans les reptiles, où sa dégradation est bien manifeste.

Les *tortues* ont l'odorat peu développé, la cavité olfactive médiocre, presque indépendante des os dans l'écartement desquels elle se trouve logée. Il n'y a plus que des cornets rudimentaires et aucune trace de sinus. La membrane olfactive a cela de particulier qu'elle est formée de deux couches, l'une noire et vasculaire, l'autre d'un gris blanchâtre. L'orifice antérieur est arrondi, ou ovale et toujours béant.

Le *crocodile*, se nourrissant de matières animales en putréfaction, présente l'organe de l'odorat plus parfait. La membrane olfactive est plus molle et plus épaisse; elle a une étendue considérable. Il y a dans la cavité des anfractuosités et un véritable cornet. L'orifice extérieur des fosses nasales, qui s'étend presque depuis le bout du museau jusqu'à l'os basilaire, est situé tout-à-fait supérieurement, et fermé dans l'état de repos; il faut une action musculaire pour écarter la lèvre sigmoïde qui le clôt. Cette disposition permet à l'animal de rester un certain temps sous l'eau, comme nous l'avons vu pour les cétacés.

Dans les *sauriens* et les *ophidiens*, le sens de l'odorat est plus borné; la membrane olfactive, en général noirâtre, est bien moins étendue, le plus souvent sans repli, et toujours sans cornets ni sinus. L'orifice antérieur est petit, immobile, et, comme dans les oiseaux, il est rejeté, pour la même raison, sur les côtés du museau.

§ IV. Amphibiens.

La dégradation du sens continue. Ces animaux étant des espèces de passage vers les poissons, le canal respiratoire diminue; le sac olfactif, toujours en rapport avec les mêmes os, est quelquefois entièrement sous-cutané.

Les *crapauds* et les *grenouilles* ont la membrane olfactive molle, noire, assez épaisse, très peu recouverte par les os; il n'y a aucune saillie ni dépression pour en augmenter la surface. L'orifice externe semble un peu laissé à la volonté de l'animal. L'orifice interne est de plus en plus antérieur; dans les salamandres ce n'est qu'un trou ovale assez difficile à apercevoir.

Dans le *protée* cet orifice interne s'ouvre en dedans de la lèvre supérieure et non dans la cavité buccale. Ce singulier animal présente sa membrane olfactive plissée régulièrement comme nous allons le voir dans les poissons, auxquels il conduit tout naturellement.

§ V. Poissons.

Le caractère distinctif de l'organe de l'odorat

chez les poissons est de ne point communiquer avec l'appareil de la respiration.

Souvent encore logée entre les os de la face, la membrane olfactive forme une véritable poche fréquemment plissée sur une membrane fibreuse et d'une manière très régulière et souvent symétrique.

Presque toujours situé en-dessus du museau, quelquefois cependant ce sens se trouve en-dessous de lui, comme dans les chimères, les squales et les raies. Sa communication avec l'extérieur a le plus souvent lieu par deux orifices de chaque côté, dont la forme et la position relatives varient.

Le séjour étant le même, la nourriture changeant fort peu, l'appareil de l'olfaction présente peu de modifications chez les poissons.

Les espèces qui vivent dans la vase ont souvent un de ses orifices muni d'un opercule musculo-dermoïde, qui se prolonge quelquefois lui-même en tube.

Les cyclostomes ont cela de remarquable, que l'organe n'est plus pair, mais symétrique et formant une seule poche exactement placée sur la ligne médiane, et s'ouvrant par un seul orifice également médian.

TYPE II. Entomozoaires.

Dans ces animaux, de même que dans le type suivant, le siége de l'odoration n'est pas unanimement reconnu. L'analogie ne guide plus aussi sûrement pour le démontrer. Cependant on ne peut méconnaître que les animaux articulés odorent. On les voit se diriger pendant l'obscurité la plus complète vers la substance qu'ils affectionnent; on a expérimenté que la femelle de certaines espèces, les *cossus*, renfermée dans une boîte à l'époque des amours, attire autour d'elle une foule de mâles; et les *nécrophores* se dirigent vers les cadavres, dans les lieux où l'odeur seule a pu les leur indiquer.

On a voulu que ce sens résidât, dans les insectes, sur le trajet de l'air, à l'orifice des trachées; mais l'enveloppe n'y présente aucune modification convenable. Il semble plus rationnel d'admettre que le siége de l'odoration est sur la première paire d'appendices de ces animaux, sur les *antennes*. L'analogie de sa position dans les ostéozoaires, et la spécialité du système nerveux, viennent à l'appui de cette manière de voir.

On doit donc concevoir la membrane olfactive, non plus rentrée et formant une cavité, mais restée à l'extérieur comme un doigt de gant, et appliquée sur des pièces qui lui servent de soutien, absolument comme nous verrons plus loin la membrane respiratoire former une cavité interne, ou se déplier à l'extérieur sur des pièces solides.

Sans doute cette position de la membrane sentante est une condition défavorable pour la perfection du sens, car elle ne peut rester molle et humectée, comme elle l'est dans une cavité; mais cette imperfection même est en rapport avec la dégradation de l'odorat.

Les *antennes* n'existent pas dans la généralité des insectes: les apodes, par exemple, n'en offrent aucune trace. La peau qui les recouvre est assez peu molle, excepté à l'extrémité, où elle se montre toujours un peu plus tendre et flexible, comme on le voit surtout chez les nécrophores. Leur forme, le nombre et la grandeur relative des pièces qui les composent, sont, par leur fixité, des caractères zoologiques excellents.

Les décapodes, qui se nourrissent de matières animales putréfiées, ont l'odorat très fin; ils présentent deux paires d'antennes; les premières seules peut-être servent à l'olfaction.

TYPE III. MALACOZOAIRES.

Il n'y a que les *mollusques céphalés* qui soient pourvus du sens de l'odorat.

On a dit que ces animaux odorent par toute la superficie de leur corps : cela ne semble pas concevable. Il faudrait que tous les filets nerveux qui se rendent à la périphérie de l'animal fussent spécialisés pour l'olfaction, et que l'enveloppe externe fût à la fois le siége du toucher et celui de la sensation olfactive. M. de Blainville pense que ce sens a pour siége la première paire d'appendices, *les tentacules*, sur lesquels est dépliée la membrane sentante, comme elle l'est sur les antennes dans le type précédent. L'analogie des ostéozoaires et des entomozoaires vient à l'appui de cette opinion, étayée surtout par l'espèce de nerfs que reçoivent les tentacules ; ils viennent en effet du premier ganglion, qui donne le nerf olfactif dans les animaux supérieurs.

Les *tentacules* sont situés sur la tête ; la peau qui les revêt diffère un peu de l'enveloppe générale ; elle est un peu plus fine, plus molle, et reçoit beaucoup plus de nerfs.

Les sèches semblent manquer d'appendices

olfactifs. Les lanières qui entourent l'orifice buccal doivent être considérées comme appartenant à la préhension buccale et à la locomotion.

Les *mollusques acéphales* manquent de tentacules olfactifs ; s'il y a quelquefois des appendices analogues, ils ne servent plus qu'à la préhension buccale. A plus forte raison ne trouve-t-on plus de traces de ce sens dans les types suivants, les actinozoaires et les amorphozoaires, chez lesquels nous avons vu la gustation manquer.

CHAPITRE II.

DE LA RESPIRATION.

Dans son acception la plus complète, ce mot exprime la combinaison de certaines molécules de l'air avec les fluides des corps vivants; c'est alors une fonction commune aux végétaux et aux animaux; et, sous ce point de vue, les animaux supérieurs auraient trois grandes surfaces respiratoires : l'enveloppe externe, l'enveloppe rentrée digestive, enfin l'enveloppe rentrée spécialement respiratoire. Mais généralement, par respiration, on entend l'action de l'air sur le fluide nutritif, dans un appareil spécial, et dans ce sens elle manque chez les végétaux et les animaux les plus simples.

Considérée sous ce dernier point de vue, la respiration peut être définie : la fonction par laquelle une portion de l'enveloppe générale, modifiée, absorbe en une place déterminée certaines molécules de l'air atmosphérique, et les présente aux fluides, avec lesquels elles se combinent plus ou moins immédiatement.

Le but de cette fonction est d'opérer, sur le fluide nutritif, un changement sans lequel il serait impropre à entretenir la vie; ce changement est instantané, et se manifeste le plus souvent à nos sens, dans les animaux élevés, par la vivacité de couleur et l'élévation de la température de ce fluide.

Ses agents sont l'enveloppe générale modifiée en un lieu déterminé ; ses matériaux sont les gaz qui constituent l'air atmosphérique et surtout l'oxygène de cet air, qui se trouve, à son état de mélange avec les autres éléments de l'atmosphère, dans les proportions et les circonstances physiques les plus favorables pour l'acte de la respiration.

L'effet particulier de la respiration sur la fibre est d'entretenir son irritabilité; aussi la force des mouvements, et en général l'activité de la vie, sont-elles dans un rapport constant avec l'énergie de la fonction respiratoire ; cette énergie se mesure, d'une part, par la quantité relative de sang qui se rend à l'organe respiratoire dans un temps donné, et de l'autre, par la quantité relative d'oxygène contenu dans le fluide que reçoit l'organe dans le même temps.

De même que les fèces de la digestion peuvent souvent encore offrir assez de matériaux nutritifs pour entretenir la vie d'un autre animal, de même l'air expiré par une espèce pourra contenir encore assez d'oxygène pour suffire à la respiration d'une autre espèce douée d'une vie moins active. Ainsi l'on conçoit que l'homme puisse encore respirer dans un air où ne pourrait plus vivre un oiseau; ainsi le résidu de la respiration de presque tous les mammifères suffirait pour entretenir la vie de la marmotte.

Les modifications de la peau devenue un organe spécial d'absorption gazeuse ne sont qu'une exagération de celles qui ont fait de la même membrane le siége de l'absorption liquide.

L'épiderme et le pigmentum sont nuls ou n'existent qu'à l'entrée de l'appareil.

Les nerfs de la vie de relation ne se trouvent pour la plupart qu'à cette même entrée; mais d'autres suivent nécessairement les ramifications des bronches.

Le système vasculaire sanguin présente la principale différence; il est énormément développé, au point que l'injection lui donne l'aspect d'un véritable *magna*. Le système nerveux artériel l'accompagne comme partout.

Les parois des innombrables ramifications vasculaires sont si minces, que le sang apparaît à travers elles, et se trouve presque en contact avec le fluide ambiant.

Le derme n'est plus condensé, il ne forme plus qu'une couche spongieuse, d'autant moins épaisse qu'on approche davantage des dernières ramifications.

La couche musculaire, très visible à l'entrée de l'appareil, diminue et disparaît entièrement dans la profondeur de l'organe, de sorte que le système vasculaire semble représenter à lui seul toutes les parties de l'enveloppe générale.

Les cryptes se trouvent surtout à l'entrée; mais il en existe aussi dans l'intérieur de l'appareil.

La grande différence qui existe entre une muqueuse respiratoire et une muqueuse digestive, c'est l'énorme prédominance du système vasculaire dans l'une, et la grande quantité de cryptes dans l'autre.

La membrane respiratoire peut être en contact avec l'air en nature, ou bien avec l'air contenu dans l'eau. Dans le premier cas, elle est située toujours à l'intérieur l'air arrive dans la poche qu'elle forme, c'est un *poumon*. Dans le second cas, elle est interne ou externe, mais toujours plus superficielle, l'eau glisse à sa surface, c'est une *branchie*. Le poumon et la branchie ne sont donc que des variétés d'un même organe dépendant de ce que, dans un cas, la membrane absorbante s'est développée en tubes et ramifications de ces tubes, finissant par former un système presque celluleux; tandis que, dans l'autre, elle s'est dépliée à la surface de parties osseuses ou cartilagineuses saillantes dans une cavité ou non.

Le but de la fonction ne peut être rempli que par l'action immédiate de l'air sur le fluide nutritif, et pour cela il faut que ce fluide parvienne à l'organe respiratoire, quand il est localisé. A cet effet, un ordre particulier de vaisseaux l'y transporte, et le reporte aux organes. Ce transport rentre dans l'histoire de la circulation. Mais certains animaux manquent de cet ordre de vaisseaux, et pourtant respirent par un appareil spécial. C'est l'air qui se porte dans tout le corps au contact des sucs nourriciers, et les conduits par où il pénètre se nomment *trachées*.

Dans les animaux supérieurs il existe quelques fonctions subordonnées à la respiration, dans lesquelles l'air, détourné de son usage primitif, favorise la locomotion, ou, par les vibrations qu'il éprouve, produit les phénomènes de la phonation.

TYPE Ier. Ostéozoaires.

Dans les ostéozoaires on doit considérer l'appareil de la respiration comme formé de deux parties distinctes : la partie *gutturale*, et la partie *thoracique* ou *viscérale*. Ces deux portions se développent, en général, en sens inverse l'un de l'autre. Ainsi dans les oiseaux, où la portion viscérale est arrivée au plus haut degré de développement possible, et s'étend jusque dans la cavité des os pour favoriser la locomotion, en augmentant à la fois la légèreté spécifique et la surface vasculaire absorbante, la portion gutturale est rudimentaire. Au contraire, dans les poissons, la portion thoracique a complètement disparu, et la partie gutturale est seule chargée de l'acte de la respiration : aussi présente-t-elle un développement énorme, et a-t-elle emprunté à l'appareil hyo-laryngien des pièces osseuses qui lui servent de soutien.

§ I. Mammifères.

Quoique dans cette classe l'appareil respiratoire soit très développé, ce n'est pas elle qui offre le summum d'énergie de la respiration.

L'organe spécial est toujours un poumon ; il

communique avec l'extérieur par le nez et la bouche. Il commence par un tube plus ou moins long, la *trachée-artère,* dont la partie antérieure présente un renflement, le *larynx*, constamment entr'ouvert dans l'état de repos, et dont un usage particulier est de faire vibrer l'air pour la phonation.

La trachée se compose d'une muqueuse, continuation de la buccale, soutenue par des anneaux cartilagineux plus ou moins complets, qui empêchent son affaissement. Entre ces anneaux on observe très bien la couche musculaire sur les grands quadrupèdes, et quelquefois même chez l'homme.

Après un trajet plus ou moins long, la trachée en se bifurquant forme les bronches, et celles-ci, en se dichotomisant à l'infini, constituent la masse pulmonaire, qu'on peut concevoir comme résultant de l'énorme développement de la muqueuse trachéale. Les cartilages disparaissent à mesure que les ramifications deviennent profondes, et celles-ci, d'une ténuité infinie, se terminent en formant des vacuoles, des cellules, dans lesquelles le fluide ambiant est reçu.

Le poumon se divise en un nombre de lobes assez constant. Il est contenu dans le *thorax,* cavité fermée de toutes parts, comprimée d'avant en arrière chez l'homme, et plus ou moins latéralement dans les animaux qui le suivent. Une séreuse s'est développée entre lui et les parois thoraciques ; elle forme deux espèces de sacs adossés, les *plèvres*, qui séparent la cavité en deux loges, et qui laissent entre elles deux intervalles, les *médiastins*, remplis par un tissu cellulaire lâche, qui se continue avec celui du cou et de l'abdomen, et dont l'antérieur contient la poche fibreuse qui renferme le cœur.

Les différences de l'appareil respiratoire sont peu nombreuses, et en rapport avec la faculté de nager, de plonger ou de voler. Ainsi, dans les cétacés, l'ouverture de l'appareil est laissée à la volonté de l'animal, au moyen de fibro-cartilages, qui ferment naturellement l'orifice nasal, et qui sont écartés par des muscles diducteurs lorsque le besoin de respirer se fait sentir : leur poumon est proportionnellement très volumineux, de même que celui des chauve-souris, qui présentent un sternum à crête médiane très marquée pour l'attache des puissances musculaires.

Le mécanisme de la respiration est facile à concevoir; il consiste dans la dilatation et la contraction alternatives du thorax, et dans l'introduction et la sortie d'une certaine quantité d'air.

Mayow a justement comparé à une vessie placée dans un soufflet le poumon logé dans la cavité thoracique.

La respiration se compose de deux mouvements qui se succèdent continuellement, et à de très courts intervalles, l'*inspiration* et l'*expiration*.

Le mécanisme de l'*inspiration* réside constamment hors du poumon, dans les parois du thorax, et il dépend aussi de la pesanteur de l'air. La paroi postérieure de la cavité thoracique est formée par un double muscle très vaste qui, dans l'état de repos, proémine dans la cavité où il forme une convexité considérable. La disparition de cette convexité quand le muscle se contracte, et la mobilité des côtes (1), dont les arcs s'ouvrent pendant l'inspiration, favorisent l'agrandissement

(1) Les côtes sont des appendices composés de deux parties, l'une osseuse, l'autre cartilagineuse. Leur nombre détermine celui des vertèbres dorsales; il est, ainsi que leur développement, en rapport avec la possibilité qu'a l'animal de dilater son thorax, comme on le voit dans l'éléphant, dans le cochon, qui nagent si facilement à cause de la grande quantité d'air que leur thorax est susceptible de contenir. En général, plus la côte est étroite, plus les intercostaux sont longs et plus les mouvements sont étendus; au contraire, lorsque les côtes deviennent larges, épaisses, enfin lorsqu'elles vont jusqu'à s'embriquer et se réunir, comme nous le verrons dans les tortues, la mobilité graduellement diminuée finit par disparaître entièrement.

du thorax. Celui-ci une fois dilaté par les puissances musculaires, le poumon est forcé de suivre cette dilatation; l'air qu'il contient est raréfié, et, ne pouvant plus faire équilibre à la pression extérieure, il s'en précipite une certaine quantité qui remplit les cellules pulmonaires. Mais les puissances cessant bientôt d'agir, l'élasticité des côtes et de leurs ligaments les ramène à leur état primitif; le diaphragme reprend sa place, et le poumon comprimé laisse échapper une portion de l'air qu'il contenait : c'est ce qui constitue l'*expiration*. L'élasticité des cellules pulmonaires peut bien, en réagissant sur le fluide qui les a distendues, concourir un peu à cette partie de la fonction.

Quoi qu'il en soit, l'expiration est purement passive, c'est le retour à l'état primitif, tandis que dans l'inspiration il y a toujours action musculaire. L'expiration peut seulement devenir parfois active, lorsque, dépassant les limites ordinaires, elle appelle à son secours les contractions des parois abdominales : alors elle devient analogue à l'action d'expulsion de l'abdomen.

La glotte, constamment entr'ouverte dans l'état de repos, se dilate et se contracte par des mouvements isochrones à ceux de l'inspiration et de l'expiration.

Ce qui se passe dans l'acte de la respiration n'est pas aussi facile à expliquer. Rien n'est prouvé à cet égard, sinon les changements qu'ont subis l'air expiré et le fluide nutritif. Le premier a perdu une partie de son oxygène, peut-être un peu d'azote ; sa quantité d'acide carbonique est augmentée; il est devenu plus humide. Le fluide nutritif se montre plus rouge , plus léger , plus chaud , et son caractère principal c'est qu'il est apte à entretenir la vie. Il est constant que l'absorption de l'oxygène est la condition capitale ; mais il est impossible de dire si cette absorption suffit seule pour transformer le sang noir en sang artériel. On ne juge du fait que par le résultat : l'action se passe dans la profondeur de l'organe ; elle est instantanée, comme l'a prouvé surtout l'expérience si connue de *Bichat*. La théorie séduisante qui assimilait la respiration au phénomène de la combustion , et qui semblait tout expliquer , est renversée par les faits et par le raisonnement , et nous sommes forcés de nous borner à reconnaître que c'est une fonction dont nous ne pouvons pénétrer l'essence.

§ II. Oiseaux.

Les oiseaux sont doués de la vie la plus énergique , de la nutrition la plus active, aussi leur respiration est-elle la plus grande possible.

L'appareil respiratoire est un poumon dont le volume et la position facilitent la locomotion aérienne, de même que les vastes cellules avec lesquelles il communique.

La trachée a ses anneaux osseux, complets, larges et très rapprochés. Au niveau de la division des bronches se trouve le larynx inférieur. La trachée se prolonge et s'ouvre dans la masse pulmonaire par un certain nombre de trous.

Le poumon se prolonge en arrière, et s'ouvre dans une espèce de sac subdivisé en plusieurs lobes. Le sac lui-même communique avec d'autres cellules placées dans l'intérieur des os, mais seulement dans l'intérieur de ceux qui sont en rapport avec la cavité, tels que le sternum, le fémur, l'humérus, les os du bassin (1).

Le diaphragme est presque nul; à sa place

(1) Toutefois ces cellules ne se voient qu'à un certain âge; elles manquent chez les jeunes sujets, et c'est surtout sur les meilleurs voiliers, les *frégates*, par exemple, qu'elles sont bien manifestes. Au contraire, quand l'animal s'élève peu au-dessus du sol, comme dans les gallinacés, les os affectent beaucoup moins cette structure aérienne; et en effet, comme facilitant la locomotion dans l'air, ou comme augmentant la somme de respiration, ces cellules étaient moins nécessaires à ces derniers.

on remarque des digitations musculaires qui, des dernières côtes, se dirigent vers un centre aponévrotique, fixé à la base du poumon. Celui-ci adhère aux côtes qui laissent sur lui des impressions marquées, et il n'est tapissé par la séreuse abdominale que dans les parties qui ne sont pas en contact avec ces os.

Les côtes sont formées de deux pièces réunies angulairement par une articulation, mobile surtout en arrière; et ces deux pièces sont articulées, la supérieure avec une seule vertèbre, l'inférieure directement avec le sternum, sans l'intermédiaire d'un cartilage. Les différences sont en rapport avec le séjour et les mœurs.

Le mécanisme diffère de celui des mammifères. L'état de repos de la poitrine est sa dilatation. Quand l'animal veut expirer, il agit sur ses côtes dont l'angle est rendu plus aigu; le sternum se rapproche du rachis, et le poumon comprimé laisse échapper de l'air. Les puissances se relâchent bientôt, les os reviennent à leur état primitif; la cavité se trouve agrandie et l'air rentre dans le poumon; une partie agit sur le sang qu'il contient, l'autre pénètre dans les sacs aériens. Dans une nouvelle expiration ceux-ci sont comprimés par les parois de la cavité, et laissent échapper l'air qui les distendait. Ce gaz traverse les poumons pendant l'expiration même, de sorte que le sang est soumis dans cet organe à l'action d'un double courant d'air, pendant l'expiration et l'inspiration. Ceci explique la grande activité de la respiration chez les oiseaux, et par suite l'énergie de leur nutrition, de leurs mouvements, de leur vie.

On pourrait, d'après l'idée de *Mayow*, comparer le poumon des oiseaux à un soufflet à double courant.

La grande différence du mécanisme, c'est que l'expiration est active et l'inspiration passive, au contraire de ce qui a lieu dans les mammifères. Cette disposition fait que l'oiseau n'a plus à surmonter que la difficulté chimique pour pouvoir plonger très facilement et long-temps ; au lieu que les mammifères, les cétacés exceptés, ont à vaincre à la fois et la difficulté chimique et la difficulté mécanique.

§ III. Reptiles.

Le mécanisme de la respiration diffère beaucoup selon qu'ils ont des côtes mobiles ou qu'ils n'en ont pas. Dans ce dernier cas c'est l'appareil hyo-laryngien qui en est le siége.

Dans les *tortues*, le poumon est très vaste, il forme un grand sac divisé par des cloisons en loges polygonales; mais ce poumon est contenu dans une enveloppe presque immobile. La glotte est complètement close dans l'état de repos, l'appareil hyo-laryngien très développé. L'animal avale l'air par bouchées, c'est une véritable déglutition. Le poumon, dilaté par ce fluide, tend à réagir sur lui, et si l'animal ouvre sa glotte, l'air s'échappe en sifflant; l'action des muscles abdominaux concourt aussi un peu à l'expiration.

Les *sauriens* ont des côtes mobiles, un poumon double, quelquefois très étendu ; leur respiration prend le caractère de celle des oiseaux.

Dans les ophidiens l'organe pulmonaire, d'abord double, tend à devenir simple en approchant des vipères; alors le poumon gauche disparaît et le droit augmente. Dans ce cas la trachée se prolonge le long du poumon, comme au reste dans les oiseaux, et s'y ouvre latéralement. Le poumon lui-même se termine en arrière, en formant une sorte de vésicule de dépôt.

Dans ces animaux la respiration est irrégulière; elle est entièrement à la volonté de l'animal; et de plus, sa quantité varie avec le diamètre de l'artère pulmonaire comparé à celui de l'aorte.

§ IV. Amphibiens.

Ces animaux nous offrent la réunion des deux modes de respiration, aérienne et aquatique.

Les grenouilles manquent de côtes; leur poumon est formé par un simple sac ovale sans replis ni lobes, dans les parois duquel les vaisseaux se ramifient, et qui se prolonge dans l'abdomen libre et revêtu du péritoine. Le mécanisme de la respiration est tout-à-fait guttural comme dans les tortues.

Les salamandres n'ont également pas de côtes; mais les apophyses transverses en présentent quelquefois de petits rudiments. Un raphé traduit à l'extérieur la place où elles devraient être, et le nerf intercostal s'y trouve.

De ce que la respiration est entièrement gutturale chez les amphibiens comme chez les tortues, on peut concevoir ce singulier résultat que l'animal continue à respirer, l'abdomen étant ouvert, et qu'il meure d'asphyxie, si, pendant un temps suffisant, l'on empêche la cavité buccale de se fermer.

Mais les larves des amphibiens nous offrent un autre mode de respiration analogue à ce que nous verrons dans les poissons. Les larves de salamandre présentent sur les côtés du cou une fente, modification de la trompe d'Eustache, bordée par des expansions de la peau amincie, frangée, divisée, constituant le rudiment d'un organe branchial. Le poumon existe également, mais rudimentaire. L'animal n'a besoin que de nager pour respirer. Ses branchies étant libres et extérieures, tout mécanisme a disparu.

Le têtard de la grenouille a ses branchies rentrées, s'ouvrant à l'extérieur en arrière de la tête. La membrane vasculaire est soutenue chez lui par des arceaux cartilagineux.

A mesure que l'animal approche de l'état adulte, l'appareil branchial diminue ; le sang lui arrive en moindre quantité. Au contraire, le poumon et ses vaisseaux se développent ; enfin la plupart des amphibiens perdent entièrement leurs branchies ; les protées et les sirènes seules semblent les conserver toute leur vie.

Quand on observe une salamandre adulte, on remarque qu'elle vient respirer à la surface de l'eau, et qu'après s'être enfoncée dans ce liquide, elle dilate et contracte alternativement sa bouche et son larynx, comme si, par un mécanisme analogue à celui de la rumination, elle faisait revenir dans sa bouche les molécules gazeuses pour changer leur surface et les rendre ainsi propres à agir de nouveau sur le fluide nutritif.

Les larves des amphibiens peuvent être regardées comme de véritables poissons, mais dont l'état n'est pas fixé. L'organe respiratoire de ces larves montre sa tendance à devenir extérieur, et par là l'origine d'une surface d'absorption spécialement gazeuse, dégradation analogue à celle qu'on observe pour la surface digestive.

§ V. Poissons.

Dans ces animaux l'appareil hyo-laryngien a acquis tout le développement dont il est susceptible. A tous les âges ils respirent par des branchies. La membrane branchiale, extrêmement fine et transparente, s'est dépliée sur une multitude de petits feuillets cartilagineux, triangulaires, rangés comme les dents d'un peigne, soutenus par des pièces osseuses mobiles en avant et en haut, les os branchiostèges (1), et

(1) Les os branchiostèges sont regardés par beaucoup d'auteurs comme étant des pièces sternales, l'appareil hyo-laryngien ayant disparu suivant eux. M. de Blainville, au contraire, pense que ces os appartiennent à cet appareil hyo-laryngien, déjà très développé dans les tortues pour servir à la même fonction. En effet, si l'on considère que le sternum est essentiellement l'organe protecteur du cœur, situé à sa face interne, rapports qui cesseraient d'exister dans l'hypothèse de ces auteurs; que le sternum manque dans certains

recouverts par un appareil particulier, l'*opercule*, qui s'ouvre sur les côtés du cou.

Les fèces de la respiration ne sortent point par l'orifice qui a donné entrée à l'eau. Ce liquide est dirigé sur les côtés, dans les cavités branchiales, d'où il s'échappe en arrière par l'ouverture operculaire, après avoir servi à la respiration. L'appareil operculaire presse sur l'eau qui tend à s'échapper, la tamise, pour ainsi dire, à travers les lamelles branchiales, et cette pression rend le contact beaucoup plus intime.

Quelques espèces ont l'ouverture de la cavité branchiale disposée de manière à pouvoir rete-

---

reptiles; que certains poissons, tels que les harengs, les aloses, munis d'arcs branchiaux et conséquemment d'os branchiostèges, présentent en outre, en arrière de ces os, une série de pièces médianes un peu analogues au sternum; surtout si l'on fait attention que les os branchiostèges, au nombre de deux de chaque côté, s'articulent supérieurement avec l'os carré, inférieurement avec une ou deux pièces médianes placées sous la gorge même et donnant insertion au renflement lingual; que les muscles de cet appareil s'attachent d'un côté à la clavicule, de l'autre au crâne, on sera porté à admettre avec M. de Blainville que ces os ne sont que les cornes de l'appareil hyo-laryngien, dont le corps est représenté par les pièces médianes : seulement il y a eu développement et modification en rapport avec l'importance du rôle que cet appareil doit jouer dans la respiration.

nir comme dans un sac une certaine quantité d'eau; ce qui fait que l'animal peut continuer à vivre un certain temps hors de ce milieu, l'*anguille*, par-exemple. La disposition inverse détermine un résultat opposé; ainsi les harengs, les maquereaux, dont l'ouverture branchiale est toujours très étendue, survivent peu à leur sortie de l'eau. D'autres espèces manquent d'opercule; on remarque à sa place un nombre déterminé d'orifices conduisant l'eau dans des cavités, tantôt tapissées par la membrane vasculaire, *lamproies;* tantôt contenant des branchies immobiles, *squales* et *raies*.

En général les poissons n'ont que quatre arcs branchiaux complets, mais M. Broussonnet a trouvé dans la plupart le rudiment d'un cinquième.

On a cru que les poissons décomposaient l'eau pour en absorber l'oxygène; mais les expériences de M. *Sylvestre* ont prouvé qu'ils n'agissent que sur l'air contenu dans ce liquide, et M. *de Humboldt* a trouvé cet air plus riche en oxygène que celui de l'atmosphère.

TYPE II. Entomozoaires.

Leur respiration est le plus souvent aérienne; elle est en général très active et très puissante :

aussi ces animaux offrent-ils tous les modes de progression, et des mouvements extrêmement rapides et variés. Cette considération est une des plus fortes qui aient engagé M. *de Blainville* à les classer avant les mollusques, remarquables en général par la lenteur de leurs mouvements et leur habitation dans l'eau : or cette habitation et la respiration branchiale qu'ils présentent le plus souvent, sont des caractères de dégradation, des signes de vie fœtale.

Les *hexapodes* respirent par des *trachées*, conduits formés par l'enveloppe extérieure amincie et soutenue par un filament élastique qui les tient toujours béants. Ces vaisseaux se dichotomisent à l'infini en se répandant dans toutes les parties du corps et spécialement aux parois du canal intestinal. Ils communiquent à l'extérieur par des orifices isolés, ou communs à plusieurs d'entre eux, nommés *stigmates*. En général, dans les espèces les moins élevées il y a autant de stigmates que d'anneaux; dans les espèces supérieures il y en a souvent moins, les trachées communiquant entre elles.

Les *ailes* peuvent être considérées comme des trachées non rentrées, ce qui se démontre en les observant avant leur entier développement, quand l'animal n'a pas encore volé; l'aile forme alors un véritable sac dont les parois ne sont pas encore accolées.

Les *araignées* présentent sur les côtés de l'abdomen une petite poche tapissée de vaisseaux.

Les *crustacés* respirent par des branchies situées à la racine des appendices locomoteurs.

Les *tétradécapodes* ont sous l'abdomen des lames très vasculaires analogues à des branchies.

Les *myriapodes* ont des trachées, une pour chaque anneau.

Les *chétopodes* ont souvent encore de véritables organes respiratoires; enfin les derniers articulés n'ont plus d'appareil spécial pour cette fonction, mais la peau très molle, très vasculaire le remplace.

Lorsqu'il y a un appareil d'absorption gazeuse spéciale localisé, il y a nécessairement un système vasculaire *inter-gastro-pulmonaire*.

TYPE III. Malacozoaires.

L'organe respiratoire varie de position; c'est tantôt un poumon, tantôt une branchie. Il est très rare qu'on n'en découvre aucune trace. La respiration aérienne devient de plus en plus rare. La membrane respiratoire ne diffère de l'enveloppe que par sa minceur et la quantité de ses vaisseaux; elle a conservé sa contractilité comme la peau. En général la symétrie de l'organe respiratoire est traduite par celle de la coquille, celle-ci étant spécialement destinée à la protection de cet organe.

Parmi les *céphalés* plusieurs ont une cavité pulmonaire, limace, planorbe, etc.; les autres respirent par des branchies.

Les *acéphales bivalves* offrent deux grandes branchies.

Dans les *acéphales nus* il n'y a qu'une poche qui reçoit l'eau et sert à la respiration.

Le mécanisme de cette fonction est en rapport avec la position et la nature de l'appareil. S'il est externe, l'animal respire en nageant; si c'est une cavité pulmonaire, l'animal peut en dilater l'orifice, et l'air en est chassé par des contractions partielles ou générales. Les bivalves n'ont qu'à entr'ouvrir leurs coquilles. Les espèces qui vivent dans la vase ou le sable ont le manteau prolongé en tube pour chercher l'eau claire.

Ce prolongement, quelquefois protégé par un tube calcaire, prouve encore que la coquille est subordonnée à l'organe de la respiration. Les espèces qui vivent sur les rochers, sans jamais s'enfoncer dans la vase, n'ont point un pareil tube; on le voit à peine indiqué chez les espèces qui s'enfoncent peu dans la vase; au contraire il est très développé chez celles qui y sont habituellement plongées.

Les sèches et les calmars recevant l'eau dans une sorte de sac, de bourse compressible à volonté, l'animal se sert du mouvement réfléchi de ce liquide dans le sac qu'il comprime, pour faciliter sa locomotion dans telle ou telle direction. C'est aussi à peu près de la même manière que s'exécute la locomotion des *biphores*.

Au-delà, tout appareil spécial disparaît. Il n'y aurait peut-être que les holothuries. Ces animaux en effet présentent autour de la bouche des organes ramifiés et creux jusque dans leurs ramifications, se gonflant par l'arrivée de l'eau, et qui peut-être servent à la respiration. Selon d'autres auteurs le même but serait rempli dans ces animaux par des arborescences vasculaires qui se trouvent sur les côtés du rectum et s'avancent plus ou moins le long du canal intestinal.

CHAPITRE III.

DE LA CIRCULATION.

La circulation est la fonction par laquelle les liquides vivants, isolés des parenchymes, sont charriés dans des conduits particuliers.

Son but est de transporter ces liquides à l'appareil respiratoire, et de les distribuer ensuite à tous les organes.

Ses matériaux se composent de produits de l'absorption externe, de ceux de l'absorption interne ou résorption, du résidu du fluide qui a nourri les parties, enfin du fluide qui va les nourrir.

Ses agents sont les vaisseaux sanguins et lymphatiques; ils sont situés dans la profondeur des tissus, entre l'enveloppe externe et l'enveloppe rentrée; ils se composent de deux systèmes de vaisseaux; les uns transportant les fluides de dehors en dedans, *système centripète* ou rentrant; les autres les conduisant de dedans en dehors, *système centrifuge*.

A la périphérie, se trouve un réseau vasculaire

extrêmement délié, *réseau capillaire*, qui établit entre ces deux ordres de vaisseaux une communication plus ou moins immédiate, et doit être considéré comme la terminaison des uns et le commencement des autres, soit que les vaisseaux se continuent eux-mêmes sans interruption, soit que les fluides soient déposés et repris dans des cellules intermédiaires. L'observation à l'aide des verres grossissants prouve en effet ces deux modes de communication dans le réseau capillaire.

ARTICLE PREMIER.

SYSTÈME CENTRIPÈTE.

Le *système centripète*, ou rentrant, ne se compose, dans les animaux qui en sont pourvus, que d'un genre de vaisseaux, puisant à l'extérieur et à l'intérieur les matériaux de la nutrition et ceux de la décomposition. A mesure qu'on s'élève ce système se divise, et dans les vertébrés on le voit se former de deux genres de vaisseaux, les *veines* et les *lymphatiques*, différents par leur structure et surtout par la nature du fluide charrié. Le système centripète prend naissance dans l'intimité des parties ; il se forme au milieu du tissu cellulaire, et présente à son origine des parois très minces, très celluleuses, et qui, d'abord criblées de trous, se condensent à mesure qu'on s'éloigne du point de départ.

Ce système est le premier qui se forme dans le fœtus des animaux supérieurs. Observé sur ces fœtus, dans les premiers animaux qui le présentent, dans les parties où l'absorption est la plus active, l'œil, aidé des plus forts instruments, n'aperçoit que des cellules, des mailles à son origine, et jamais des pores, jamais des ampoules terminales.

Ce système offre des parois d'autant plus épaisses, qu'il est situé plus superficiellement; et sa marche, extrêmement variable, ne présente de fixité que dans les gros troncs.

Tout vaisseau absorbant peut être composé de trois membranes : l'une externe, d'une texture lâche, semble n'être que du tissu cellulaire plus ou moins serré; l'autre, moyenne, élastique, extensible, d'une nature particulière, manque quelquefois; la troisième enfin, lisse, mince, offrant tout l'aspect d'une séreuse, peut, en se pinçant, former des replis valvulaires qui s'opposent au cours rétrograde des fluides.

Dans certains points déterminés, le système rentrant présente des subdivisions infiniment nombreuses et ténues, anastomosées dans une foule de plans, et formant, par ces anastomoses, des vacuoles d'un calibre supérieur à celui de vaisseaux ; ce sont les *ganglions,* dont la forme, le nombre et la grandeur varient, et qu'on peut considérer comme de petits diverticulum où arrivent et d'où partent beaucoup de vaisseaux distingués en *afférents* et *efférents*. Un tissu cellulaire plus ou moins serré entoure et réunit ces anastomoses multipliées, qui lui doivent leur forme plus ou moins arrondie.

L'on admet que dans les ganglions les fluides subissent une élaboration quelconque par la stase qu'ils y éprouvent.

1er Genre. — *Vaisseaux lymphatiques*

Les *vaisseaux lymphatiques* n'existent que dans les animaux vertébrés ; ils renferment un liquide qui varie avec la nature de l'organe dans lequel il a été puisé. Leurs parois sont plus minces, plus celluleuses, jouissent d'une faculté absorbante plus grande que celle des veines. Ils s'anastomosent un grand nombre de fois ; les replis valvulaires sont en rapport avec la station et la position superficielle ou profonde du vaisseau.

Ce genre se divise en deux espèces, d'après la nature du fluide absorbé : les *lymphatiques* proprement dits, répandus dans toutes les parties où ils recueillent les matériaux usés; les *chylifères*, naissant de la surface digestive et charriant les produits de la digestion. Les premiers se subdivisent en deux variétés, d'après leur position superficielle ou profonde; toutes deux forment au niveau des articulations des ganglions d'autant plus nombreux qu'on approche davantage du tronc. Ceux que forment les chylifères dans l'intérieur du mésentère sont infiniment plus multipliés.

Ces deux espèces de vaisseaux tendent à se réunir en un ou plusieurs troncs qui s'ouvrent dans la seconde partie du système centripète à un point qui n'est pas toujours absolument fixe, comme on le sait depuis long-temps, et comme vient encore de le prouver M. *Lippi*, qui a vu et figuré des communications directes des vaisseaux lymphatiques avec les veines cave, rénale, porte, etc.

Une valvule empêche le fluide veineux de refluer dans les lymphatiques.

2ᵉ Genre. — *Vaisseaux veineux.*

Les *vaisseaux veineux* ont des parois un peu plus denses et plus épaisses dès leur origine. Le fluide qu'ils charrient est en général rouge brun. La membrane moyenne manque quelquefois, dans les sinus du cerveau par exemple. Des faits d'anatomie comparée portent à croire que cette tunique propre des veines peut offrir dans quelques cas tous les caractères de la tunique moyenne des artères ; c'est du moins ce qui a été observé par MM. *de Blainville* et *Chevreul,* pour les veines temporales superficielles de l'éléphant, qui ont présenté à ces savants la même nature physique et chimique que l'artère temporale du même animal.

On a dit que cette tunique des veines pouvait offrir quelque chose de musculeux; *à priori* la chose ne saurait être admise : partout où il y a fibre musculaire, il y a action de cette fibre et par suite repos, retour à l'état primitif; or, dans les troncs veineux, l'on ne voit pas cette succession de mouvements avoir lieu.

L'ensemble des veines, quoique formant un tout unique dans les animaux vertébrés, peut se subdiviser en quatre systèmes particuliers, d'après les parties d'où ils naissent et la nature du fluide.

1° Le système veineux pulmonaire;

2° Le système veineux hépatique;

3° Le système veineux rénal, découvert par M. *Jacobson* dans les animaux ovipares;

4° Enfin le système veineux général du tronc et des appendices.

Les vaisseaux veineux présentent aussi des ganglions. La rate, par exemple, n'est qu'un ganglion sanguin, suivant M. *de Blainville*, et les tissus érectiles offrent en général une structure très analogue à celle des ganglions. Le corps pampiniforme, d'autant plus marqué que la stase du sang a été provoquée par l'abus du coït, est un premier degré qui conduit aux ganglions veineux.

ARTICLE II.

SYSTÈME CENTRIFUGE.

Le *système centrifuge* n'est jamais composé que d'un seul genre de vaisseaux, les *artères*. Celles-ci, formées de trois membranes, ont des parois denses, épaisses, fragiles, très élastiques, caractères qui sont dus à la nature de la tunique moyenne. Cette tunique en effet offre une texture particulière : elle est formée par le tissu *jaune élastique*, tissu qui se trouve en général là où une condition physique, l'élasticité, doit servir d'antagoniste aux puissances musculaires, comme entre les apophyses épineuses, à la griffe du chat, aux pennes des ailes et de la queue des oiseaux, etc., ou bien doit agir d'une manière continue, ce que n'aurait pu faire la fibre musculaire, comme à la ventrière de l'éléphant, du rhinocéros, au ligament cervical du cheval, etc.

Le système centrifuge naît par des troncs, et marche en se ramifiant en sens inverse du système centripète. Ses divisions sont toujours beaucoup plus fixes que celles de ce dernier: elles arrivent dans la profondeur des tissus; là elles échappent à nos sens, et là s'accomplit la nutrition.

Le système centrifuge est accompagné jusque dans ses dernières divisions par un système nerveux particulier qui forme autour de lui de nombreux plexus.

Le fluide qui circule dans les artères est rouge vif dans la grande majorité des animaux : c'est le *sang artériel.* La quantité que les parties en reçoivent est, en général, en rapport avec leur volume, leur activité, leurs usages particuliers.

ARTICLE III.

DU COEUR.

Il n'y a qu'infiniment peu d'animaux dans lesquels l'appareil circulatoire ne se compose que des deux ordres de vaisseaux que nous venons de voir; et chez eux la circulation se fait dans un sens presque indéterminé. Dans les autres, les deux grands systèmes vasculaires sont réunis en un point central, au moyen d'un organe particulier, creux, musculaire, un *cœur*, qui, par ses contractions énergiques, agit comme une puissance mécanique, donne au fluide son impulsion et fixe sa marche.

Dans son état rudimentaire, cet organe n'est qu'une poche alongée, uniloculaire, dans laquelle aboutit le système veineux, et d'où part le système artériel; ses légères contractions ne donnent au fluide qu'un mouvement pour ainsi dire oscillatoire. Rien n'est encore fixe dans le cours du sang, et il n'y a que fort peu d'animaux chez lesquels les choses se passent ainsi.

En général, le cœur est formé par une poche musculaire composée de deux cavités, l'une l'*oreillette*, en rapport avec le système veineux;

l'autre, le *ventricule*, en rapport avec le système artériel. Deux appareils valvulaires, formés par le pincement de la membrane interne des vaisseaux, sont une condition essentielle de la progression déterminée et continue des fluides : l'un s'oppose au reflux du sang dans l'oreillette dilatée ; l'autre soutient la colonne du liquide pendant que le ventricule se dilate.

La contraction de ces cavités, *systole*, résulte évidemment de l'action musculaire ; leur dilatation, *diastole*, n'est que le retour à l'état primitif.

L'oreillette et le ventricule peuvent être biloculaires, séparés en deux cavités par une cloison plus ou moins complète, selon l'âge et la classe. Quand la division est complète dans l'oreillette et le ventricule à la fois, on a dit qu'il y avait deux cœurs.

Le ventricule est le principal agent du mouvement circulatoire. Son épaisseur l'emporte de beaucoup sur celle de l'oreillette; elle est en rapport avec la longueur du trajet que doit parcourir le fluide auquel il donne l'impulsion, et c'est pour cela même que cette épaisseur est de beaucoup supérieure à celle de l'oreillette. Les parois du ventricule sont formées par une couche musculaire très dense, très ferme, très rouge, présentant à sa surface interne une foule de cordons de même nature, entre-croisés en différents sens, et laissant entre eux des espaces aréolaires.

Le cœur est renfermé dans une poche particulière presque toujours fibro-séreuse.

Le volume du cœur varie selon les espèces et même selon les individus ; les animaux hardis et courageux ont en général cet organe très développé, et ce n'est pas une métaphore que de dire d'un homme de courage qu'il a un grand cœur.

Dans la plupart des animaux qui ont une circulation, tout le fluide produit par l'absorption des chylifères et par la résorption doit passer à travers l'organe respiratoire avant de se rendre aux parties. Dans d'autres, au contraire, une fraction seulement de ce fluide va respirer, et revient se mêler et communiquer ses nouvelles propriétés au reste du sang. De là on a distingué improprement une circulation *complète* et une *incomplète*. On dit encore, mais également à tort, qu'elle est *simple* ou *double*, selon que les cavités du cœur sont divisées ou non par une cloison complète.

Les causes de la progression des fluides ne sont pas les mêmes dans les deux systèmes. Le sang artériel est poussé dans le système centrifuge par les contractions du ventricule et par la réaction des vaisseaux éminemment élastiques distendus par l'afflux du liquide. Au lieu de cela, c'est par une force capillaire et par la transmission d'une partie de l'effort qui a fait avancer le sang artériel jusque dans le réseau capillaire, que se meuvent les produits de l'absorption veineuse et lymphatique qui se précipitent dans l'oreillette à l'instant où elle leur offre un vide par sa dilatation.

D'après ces considérations sur la circulation et sur les fonctions du cœur, on voit qu'on peut comparer cet organe à une pompe alternativement aspirante et foulante.

TYPE Ier. Ostéozoaires.

§ I. Mammifères.

Une cloison complète à tout âge sépare le ventricule en deux cavités, qui divisent le système centrifuge en deux parties; le système *centrifuge pulmonaire* qui part de la cavité droite; le système *centrifuge général* qui part de la cavité gauche. Ces deux parties du système centrifuge communiquent ensemble chez le fœtus au moyen d'un vaisseau fort remarquable, le *conduit artériel*.

Le système *rentrant* est également divisé en deux parties qui se rendent aux deux cavités auriculaires. La droite reçoit les vaisseaux qui reviennent des parties, la gauche ceux qui reviennent du poumon.

Chez le fœtus, la cloison incomplète de l'oreillette fait communiquer directement par le trou de Botal ces deux parties du système centripète. A la naissance, cette communication cesse, de même que celle qui existait entre les deux parties du système centrifuge, la cloison inter-auriculaire se complète, le conduit artériel s'oblitère.

Le système absorbant et ses ganglions sont très développés; le chyle est blanc et opaque.

Dans les herbivores le grand développement et l'activité de l'appareil digestif donnent une prédominance considérable aux veines de cet appareil, qui diffèrent beaucoup sous ce rapport dans les carnassiers. Elles se rendent au foie après s'être réunies pour former le tronc de la veine-porte.

Chez les mammifères plongeurs, les ramifications de la veine hépatique présentent dans l'intérieur du foie des dilatations, des sinus remarquables, qui permettent au sang de s'y accumuler lorsque le poumon ne peut lui donner passage.

Sur les plongeurs de l'espèce humaine, on observe dans les mêmes veines une dilatation appréciable.

A sa sortie de la cavité ventriculaire, le système centrifuge général forme une courbure, la *crosse de l'aorte*.

Le cœur repose en partie sur le diaphragme dans l'homme, où il est situé obliquement et à gauche ; mais il tend à se placer longitudinalement sur la ligne médiane, à mesure qu'on descend dans cette classe.

La communication médiate qu'on observe chez les fœtus de mammifères entre les deux parties du système centrifuge, de même que celle qui existe immédiatement entre les deux parties du système centripète, permettent de reconnaître une analogie particulière entre le mode de circulation de ces fœtus et celui que nous verrons dans les reptiles à tous les âges.

§ II. Oiseaux.

Les vaisseaux lymphatiques sont beaucoup moins développés; il y a peu de ganglions.

La veine-porte existe, et de plus, les veines qui naissent des parois postérieures de l'abdomen, d'une partie de l'appareil génital, et d'une partie du membre postérieur, se rendent au rein, dans lequel elles se ramifient, et duquel partent de nouveaux vaisseaux qui vont à la veine-cave; disposition tout-à-fait analogue à celle de la veine-porte, sans qu'on sache davantage pour quel usage.

Le cœur est comme chez les mammifères. La cavité ventriculaire droite est relativement plus grande que chez ceux-ci. De la cavité gauche naissent deux troncs aortiques. La cloison inter-ventriculaire est complète à tout âge ; celle qui sépare les oreillettes est percée dans le jeune âge; à cette époque il existe deux longs canaux artériels.

§ III. Reptiles.

Tout le sang veineux n'a plus besoin de passer à travers l'organe respiratoire avant de retourner aux parties.

Le système lymphatique est très visible dans les tortues, où l'on aperçoit à peine quelques ganglions.

Les veines sont très développées, et l'on distingue très bien le système rénal découvert par M. *Jacobson*.

Le cœur présente une oreillette divisée par une cloison complète, à tous les âges, suivant

M. *de Blainville*. Le trou de Botal était inutile. La cloison du ventricule étant toujours incomplète, le sang qui revient des parties se mêle dans cet organe avec celui qui revient du poumon, et c'est ce mélange qui va nourrir les organes.

Dans les serpents, on voit très bien la cavité ventriculaire unique envoyer en même temps le sang au poumon et à la périphérie par les artères aorte et pulmonaire, dont le rapport indique la proportion de sang qui va respirer, et peut ainsi servir à mesurer le degré d'activité, de vitalité de l'animal

Dans les reptiles, le cœur tend déjà à se porter plus en avant, si ce n'est dans les serpents, où même sa position en arrière forme un trait caractéristique.

§ IV. Amphibiens.

Les lymphatiques vont toujours en diminuant. Les veines sont comme chez les reptiles, le cœur a son oreillette toujours uniloculaire. Quelques espèces seulement offrent des fibres musculaires qui représentent un rudiment de la cloison. C'est l'état fœtal devenu permanent. Le ventricule est à une seule cavité; le système centrifuge en sort par un tronc unique, subdivisé à son origine en deux branches, dont chacune envoie un rameau porter à l'appareil de la respiration la très petite quantité de sang qui a besoin de son influence. Les deux branches elles-mêmes se réunissent ensuite pour former un tronc aortique unique. Dans le premier âge, pendant que la respiration est branchiale, le poumon est rudimentaire, et les vaisseaux qui lui portent le sang sont à peine visibles; au contraire, ceux qui se rendent aux branchies sont considérables. A mesure que le poumon se développe, les premiers suivent ce développement et les seconds diminuent. Il vient un moment où l'équilibre est établi entre ces deux ordres de vaisseaux, et l'animal est alors véritablement *amphibien*, mais bientôt les branchies disparaissent, et l'animal ne peut respirer que l'air en nature.

§ V. Poissons.

Les lymphatiques sont fort peu développés; on ne voit plus de ganglions. Les veines sont très considérables. Le cœur, de plus en plus antérieur, est immédiatement placé sous la gorge. L'oreillette est uniloculaire; la cavité ventriculaire unique donne naissance à un seul tronc artériel, qui commence par un renflement bulboïde, et se bifurque pour aller aux branchies. Après les avoir traversées, le sang arrive dans le système veineux branchial, dont les radicules vont, en s'unissant, former un tronc veineux qui s'ouvre directement dans une aorte d'où le sang arrive à toutes les parties, de sorte qu'entre le système centripète branchial et le système centrifuge général il n'y a pas d'organe d'impulsion. Le mouvement circulatoire ne dépend plus que de la transmission de l'effort qui a fait arriver le sang aux branchies et de l'action capillaire; aussi les hémorrhagies artérielles se font-elles presque sans saccades. Le tronc aortique est situé sous la colonne vertébrale, et logé dans les os en V lorsqu'il y en a. Alors les tuniques externe et moyenne disparaissent comme aux sinus du crâne, et la membrane interne reste seule adhérente aux parois osseuses.

Le mode de circulation est le même à tous les âges.

TYPE II. Entomozoaires.

Le système centripète ne se compose plus que d'un genre de vaisseaux, les veines. Le système rénal a disparu, et la différence qui existe entre les veines et les artères diminue à mesure que le cœur tend à disparaître. Leur distinction est difficile dans les vers, les sangsues, où le sang paraît plutôt osciller qu'avoir une marche fixe.

Les larves des insectes ont le cœur représenté par un long vaisseau dorsal, fusiforme, sans valvules, adhérent au tissu cellulaire sous-cutané, et présentant, à cause de ces adhérences, des étranglements qui répondent à ceux de l'enveloppe ; mais il n'y a jamais réellement qu'une cavité d'où naissent une aorte antérieure et une postérieure. Les insectes parfaits présentent un vaisseau dorsal rudimentaire analogue.

Les crustacés ont une circulation évidente, un cœur et deux aortes.

Les araignées offrent un vaisseau dorsal qui envoie le sang aux parties ; dans les derniers articulés enfin, le cœur est de moins en moins évident ; le système veineux offre deux troncs latéraux.

TYPE III. Malacozoaires.

Tout le sang qui revient des parties doit passer à travers l'organe respiratoire avant d'y retourner.

Le système centripète manque quelquefois d'organe d'impulsion. Les radicules veineuses du système général du corps se réunissent en un ou deux gros troncs, selon que l'organe respiratoire est simple ou double. Dans le premier cas, le tronc veineux se change de suite en artère pulmonaire, sans l'intermédiaire d'un renflement musculeux. Dans le second, les deux troncs principaux n'ont également jamais de véritable cœur. Mais les brachio-céphalés et quelques autres présentent, à l'endroit où ces deux troncs se subdivisent en artères branchiales, un sinus veineux auquel on a donné le nom de *cœur*, sans qu'il ait rien de musculaire. Le système de la veine-porte a disparu. Les veines branchiales se réunissent en un tronc qui se rend à un cœur aortique, le plus souvent situé obliquement dans le dos, au-dessus du canal intestinal. Il se compose d'une oreillette quelquefois divisée en deux, et d'une seule cavité ventriculaire. L'oreillette ne s'ouvre pas immédiatement dans cette dernière, mais la communication a lieu par un pédicule souvent assez long, comme dans les calmars, qui ont aussi deux aortes; souvent il n'y en a qu'une dans les autres genres. Le sang des mollusques est blanc ou bleuâtre.

Au-delà des mollusques on ne voit plus d'appareil circulatoire bien déterminé. Les holothuries seules offrent le long du canal intestinal des vaisseaux où arrivent toutes les ramifications du corps; plus loin rien n'est distinct.

Les connexions qui existent entre la respiration et la circulation sont extrêmement intimes. Dès que ces deux fonctions existent, elles se subordonnent l'une à l'autre d'une manière très étroite. L'hématose dépend d'elles deux. Quand tout le sang se rend à l'organe respiratoire, et que celui-ci est un poumon, la quantité de respiration est très grande, comme dans les mammifères. Elle l'est encore davantage si, avec les mêmes conditions, l'organe pulmonaire est soumis, par un mécanisme particulier, à l'action d'un courant d'air continu pendant l'inspiration et l'expiration : c'est le cas des oiseaux. Au contraire, si tout le sang allant encore à l'appareil de la respiration, celui-ci est formé par des branchies, la quantité de respiration sera bien moindre, comme chez les poissons; le même résultat aura lieu, l'organe étant un poumon, s'il n'y a qu'une fraction du sang veineux qui vienne subir l'influence de l'air : c'est le cas des reptiles.

Ces notions sur la somme de la respiration sont d'une grande importance, puisque c'est cette somme qui fixe l'activité, l'énergie de la vie. Ces rapports s'observent non seulement d'une classe ou d'un genre à l'autre, mais d'individu à individu. On peut diminuer la quantité de sa respiration en diminuant sa nourriture et son exercice. Les individus vigoureux ont besoin de plus d'air que ceux qui sont débiles ; les animaux dormeurs respirent à peine pendant leur léthargie. Une respiration énergique doit nécessairement coïncider avec une circulation forte et rapide, et celle-ci est un stimulus qui agit puissamment sur l'irritabilité ; toutes les facultés vitales sont exaltées par l'afflux du sang dans un point quelconque.

La digestion présente elle-même de nombreux rapports avec la respiration, puisque c'est elle qui lui fournit une grande partie de ses matériaux. La force digestive est généralement d'autant plus puissante que la respiration est plus riche. Ainsi les oiseaux ont un estomac très volumineux, une digestion très prompte ; ils répètent souvent leurs repas : les reptiles au contraire sont leurs opposés sous ces rapports.

CHAPITRE IV.

DE LA NUTRITION PROPREMENT DITE.

Puiser dans l'univers et s'identifier des molécules étrangères ; puiser en soi et rendre à l'univers d'autres molécules ; se composer et se décomposer; absorber et exhaler; telles sont les différentes expressions du fait fondamental de la vie. La succession de ces deux actes suffit pour caractériser un être vivant. Les plus simples ne présentent rien de plus, et dans les plus complexes l'absorption et l'exhalation forment encore le dernier but de toutes les fonctions.

On pourrait comparer ces deux ordres de phénomènes à ceux de l'attraction et de la répulsion ; mais comme on ne saisit pas d'une manière aussi immédiate les rapports qui peuvent exister entre ces deux grandes forces de la nature et les actes par lesquels l'être vivant se compose et se décompose, on a été conduit à admettre l'existence d'une force particulière, la *force vitale*, en vertu de laquelle la matière étrangère est assimilée, fait partie de l'organisation pendant un temps, puis en est séparée.

Dans la masse gélatineuse qui constitue les plus simples des corps vivants, la molécule alimentaire est changée en sa propre substance, et participe à la vie par le fait seul du travail de ces corps. Certainement il a fallu qu'une sorte d'affinité existât entre ceux-ci et les éléments nutritifs pour qu'ils pussent subir cette transformation; mais certainement aussi il y a eu action de la part de cette masse gélatineuse; or, c'est cette action qu'on regarde comme le résultat d'une force de combinaison spéciale, inhérente aux êtres doués de la vie, et qui régit l'acte de la nutrition.

On considère le mouvement général de la nutrition comme étant composé de deux mouvements partiels et en sens inverse, celui de *composition* et celui de *décomposition*. On peut sans contredit concevoir la nutrition comme résultant du seul acte de composition; mais par déférence pour l'usage nous regarderons la décomposition comme en faisant partie. Ce n'est pas la nutrition, pour vrai dire, mais bien la vie qui est constituée par la succession de ces deux mouvements.

ARTICLE PREMIER.

MOUVEMENT DE COMPOSITION.

Le mouvement de composition se compose de deux actes dans les plus simples comme dans les plus compliqués des animaux, une action d'*absorption*, une action d'*assimilation*.

Chez les êtres les plus simples, ces deux actions semblent se confondre en une, parceque la molécule absorbée présente les conditions nécessaires pour être immédiatement assimilée, et qu'il n'y a pas de fonction intermédiaire. On ne peut méconnaître alors le siége de ces deux phénomènes; l'animal ne présente qu'une trame celluleuse, qu'un tissu homogène; il faut bien que ce soit ce tissu qui absorbe et assimile. Seulement ces deux actions se succèdent à des intervalles de temps qui ne semblent divisibles que par la pensée.

Dans les êtres élevés au contraire, ces deux actes sont bien manifestement séparés; il y a des fonctions intermédiaires à l'absorption et à l'assimilation. Les matériaux réparateurs viennent du dehors et du dedans; un appareil vasculaire formé de deux systèmes de vaisseaux est chargé de les contenir et de les transporter jusqu'au moment de leur assimilation. Ces vaisseaux ont-ils un autre office? sont-ils les agents élaborateurs des matériaux de la nutrition? On le dit assez généralement. Cependant l'opinion contraire ne nous semble pas dépourvue de fondement. Nous croyons qu'on peut considérer ces vaisseaux, comme n'ayant d'autre fonction que celle d'isoler, de charrier les liquides, de les maintenir plus long-temps en contact avec eux-mêmes, si l'on peut s'exprimer ainsi; et nous pensons que la trame cellulaire génératrice, base commune de tout organe, est le siége et probablement l'agent des phénomènes qui se passent dans l'acte de la nutrition. L'observation, le raisonnement, et l'analogie de ce qui a lieu dans les êtres les plus simples, viennent à l'appui de cette manière de voir.

1° Les physiologistes ont bien senti que les fluides vivants n'étaient pas des composés fixes depuis l'instant où ils se montrent dans les vaisseaux, jusqu'à celui où ils sont employés. On observe en effet que le chyle présente des changements appréciables à nos sens, qu'il devient plus coloré, plus coagulable, plus riche en fibrine à mesure qu'il approche du tronc veineux qui doit le recevoir; et les ouvrages modernes de physiologie ne reconnaissent aux ganglions d'autre fonction que celle de retarder la marche des fluides, de les maintenir plus long-temps en contact avec eux-mêmes, et de permettre ainsi à leurs éléments de réagir les uns sur les autres. C'est évidemment reconnaître que, dans les vaisseaux, les fluides sont soumis à un travail moléculaire.

Mais si l'on a exprimé ce fait aussi clairement pour ce qui se passe dans les ganglions, on ne l'a pas généralisé; au contraire, l'on a admis qu'en général les vaisseaux les plus ténus et les plus grêles étaient les agents spéciaux des élaborations des fluides. Il est bien certain que plus la ténuité du vaisseau est grande, et surtout plus la progression du fluide est lente, plus les changements de ce dernier doivent être grands; cela est simple, ce sont deux conditions des plus favorables aux réactions des liquides, dont les molécules ont plus le temps d'agir les unes sur les autres; mais nous ne saurions admettre que les vaisseaux eux-mêmes et par leur propre nature aient sur ces liquides une action spéciale d'élaboration. Comme nous le dirons plus loin, les transformations de matière n'ont jamais lieu que dans l'intimité des organes, dans la trame génératrice de ces organes; et les vaisseaux, tapissés à l'intérieur par une sorte de séreuse toujours assez dense pour empêcher l'imbibition des liquides, le plus souvent fortifiés par des tuniques plus ou moins solides, ne nous présentent pas les conditions de structure du siége général des élaborations.

Nous commençons donc par reconnaître que les fluides vivants sont en proie à une réaction intestine, moléculaire, qui doit tendre à les rapprocher de plus en plus de la nature des organes qu'ils doivent renouveler. Cette réaction sera naturellement plus considérable si les éléments sont plus nombreux et plus variés, et l'afflux d'un nouveau fluide dans la masse devra être regardé comme une source nouvelle de réactions.

2° C'est un principe incontestable que ce qui s'observe dans les derniers animaux chez lesquels l'animalité est, pour ainsi dire, réduite à sa plus simple expression, doit se retrouver dans les animaux supérieurs. Or, si dans les plus simples des êtres vivants c'est le tissu même qui se nourrit, pourquoi lui refuser cette faculté dès que des vaisseaux viennent s'ajouter à l'organisation? Ces vaisseaux ne sont rigoureusement que des agents accessoires et subordonnés, que des moyens; ils n'existent que dans le cas où le fluide nutritif a besoin d'aller subir un changement dans un organe spécial ; ils ne sont pas des organes essentiels à la nutrition, et dans beaucoup de circonstances celle-ci est modifiée, la circulation restant réellement la même.

3° Si l'on observe les surfaces sur lesquelles se passent les actions élaboratrices les plus énergiques, le centre de la surface digestive, par exemple, on voit que tous les éléments de l'enveloppe rentrée ont été modifiés pour se trouver en rapport avec les actions dont elle doit être le siége ; sa texture est éminemment molle, spongieuse, absorbante, et de plus des fluides très abondants et de nature variée y affluent de toutes parts.

Nous pensons que c'est dans les mailles de cette membrane, ainsi modifiée, que la masse alimentaire, préalablement soumise à des actions mécaniques et chimiques laisse le chyle se séparer. C'est dans ces mailles mêmes que le système centripète prend naissance, et nous avons dit ailleurs combien à son origine ses parois sont minces, celluleuses, éminemment douées de la propriété d'absorber. Eh bien, le chyle une fois formé dans ce tissu spongieux sera absorbé par ces vaisseaux et circulera dans leur intérieur par leur propre activité. La succion ne saurait en rien y contribuer ; pour qu'elle ait lieu il faut un vide préalable. L'hygrométricité et la capillarité doivent être les sources de cette absorption. La formation du nouveau chyle, et surtout l'irritabilité des vaisseaux sont les causes de la progression du fluide. Il n'est pas permis d'admettre contre l'évidence que ces vaisseaux s'ouvrent sur la surface digestive par des orifices semblables aux pores lacrymaux; encore moins que ces orifices soient doués d'une faculté élective. Les substances colorantes et vénéneuses ne sont-elles pas absorbées dans l'état normal? Rien de plus simple, d'après notre opinion. Le chyle pourra se trouver mêlé à des matières étrangères dans le tissu où il est formé, et si elles ne sont pas assez irritantes pour crisper les parois délicates des vaisseaux, elles seront absorbées avec lui. N'a-t-on pas vu dans des expériences physiologiques l'encre ordinaire ne pouvoir parvenir au système absorbant, dont elle tannait pour ainsi dire les radicules, tandis que la dissolution de sépia était facilement absorbée?

Nous reconnaissons donc deux conditions pour que le chyle circule dans le système centripète : 1° qu'il soit formé ; 2° qu'il soit absorbé. L'absorption proprement dite ne sera plus qu'une imbibition du chyle par un tissu irritable et contractile chargé de sa progression.

Cette étiologie une fois admise pour la surface digestive, l'analogie de texture et de fonction porte à l'admettre pour la surface respiratoire.

La membrane pulmonaire n'offre en effet dans sa texture qu'une exagération de celle de la membrane digestive ; elle peut, comme celle-ci, admettre dans son tissu une quantité considérable de liquide, qui est ensuite absorbé par les racines des vaisseaux, comme l'ont démontré les expériences de M. *Golier;* et d'un autre côté *Hallé* a prouvé que la surface digestive absorbe de l'air. L'action est seulement ici beaucoup plus rapide, et l'état gazeux du fluide extérieur, la minceur extrême de la membrane, et la grande affinité de certaines parties de l'air pour le sang noir, pourraient peut-être en rendre raison. Toutes les théories du mécanisme et du siége des élaborations sont hypothétiques. N'est-il pas rationnel d'appliquer à tous les phénomènes d'un même genre celle de ces théories qui prend ses bases sur des faits et sur l'observation d'un phénomène de ce genre?

Le fluide nutritif pourvu de toutes ses qualités arrive dans la profondeur des parties, et là il disparaît, il échappe à nos sens. Cependant il est démontré que c'est par lui que va s'opérer la nutrition de ces parties, puisque d'une part, si l'on empêche son afflux, l'organe s'atrophiera et mourra, et que de l'autre le fluide qui revient de cet organe n'est pas le même que celui qui s'y rend. Voici les faits : on pourrait s'en tenir à les énoncer; mais si l'on cherche à pénétrer le mécanisme de l'assimilation, il faut admettre, ou bien qu'il y a eu simple dépôt de molécules, ou bien que les dernières ramifications artérielles ont opéré l'assimilation, ou enfin que ce sont les organes eux-mêmes.

Dans le premier cas, il faudrait supposer que le sang artériel contînt les matériaux tout formés de nos organes, et que ceux-ci fussent dans un état passif pendant l'assimilation; ce qui est tout-à-fait invraisemblable.

Nous avons déjà refusé aux vaisseaux l'action élaboratrice, nous ne la leur accorderons pas ici davantage. Il nous semble naturel de penser que le parenchyme des organes et dans celui-ci la trame cellulaire génératrice qui fait la base de tout organe est l'agent spécial de l'assimilation.

En effet, c'est le tissu aréolaire des animaux qui assimile; c'est par un tissu semblable que nous voyons les parties réparer leurs pertes, dans le seul cas où ce travail de la nature soit perceptible à nos sens, dans la *cicatrisation*. Les bourgeons charnus ne sont que des vésicules cellulaires qui fabriquent avec le sang des portions d'organes; et *Bichat* a prouvé que cette formation nouvelle est le résultat exclusif du travail du tissu cellulaire.

En outre, ce tissu présente dans les différents organes des variétés notables, et il semble moins difficile de comprendre comment, variant avec les parties, ce tissu puisse former avec le même fluide des produits qui diffèrent.

Bien que lamelleux autour des organes, le tissu cellulaire est mou et comme gélatineux dans l'intimité des parenchymes, semblable alors à la substance muqueuse qui forme l'embryon avant qu'on y découvre des vaisseaux.

C'est à ce tissu malade qu'appartiennent les diverses dégénérations, les transformations fibreuses, cartilagineuses, osseuses; enfin c'est au milieu de ce tissu que sont résorbées beaucoup de matières produites, la matière si variée qui forme les kystes, le caillot apoplectique, etc.

Cette série de considérations nous semble suffisante pour admettre que le tissu cellulaire profond est chargé de l'acte d'assimilation; et, pour étayer encore notre étiologie, nous invoquerons la puissante autorité de M. *Béclard*, qui l'exprime en plusieurs endroits,

ARTICLE II.

MOUVEMENT DE DÉCOMPOSITION.

Le mouvement de décomposition est prouvé par le raisonnement et l'expérience. Les limites déterminées des corps dans l'espace, la formation et l'augmentation de la cavité médullaire des os, la disparition de certains organes, etc., en sont autant de preuves incontestables. Mais par quel mécanisme cette décomposition s'opère-t-elle? Quels en sont les agents? La réponse est rigoureusement impossible; tout ce qu'on peut dire n'est que conjecture; cependant toutes les conjectures ne doivent pas être rejetées dans une science qui n'est pas faite. L'action a lieu, elle est moléculaire, elle échappe à nos sens; mais notre intelligence peut chercher du moins à en pénétrer le siége.

Nous avons dit que tout corps vivant est un centre d'action, où rien n'est stationnaire sinon les matières produites. Or, de cela seul qu'il y a une suite non interrompue de combinaisons dont le résultat est la nutrition de l'animal aux dépens des corps extérieurs, il s'ensuit nécessairement qu'il faut qu'il y ait une série de combinaisons en sens inverse pour rendre à ces corps extérieurs les matériaux qui ont fait partie de l'organisation pendant un temps ; et de même que dans la composition il y a deux termes à considérer, les tissus vivants et les corps extérieurs, de même dans la décomposition il faudra avoir égard à l'action de ces corps, et aux réactions des tissus.

Nous avons vu que dans l'acte de composition il y a action de la trame génératrice des parenchymes pour combiner à ces parenchymes les éléments nutritifs ; dans la décomposition, il y aura réaction de cette même trame commune pour séparer les molécules qui ont participé à l'existence, et permettre ainsi la continuation du mouvement de composition.

En effet, pour se séparer des organes, les matériaux usés ont subi une transformation, ils ont été fluidifiés. Il y a donc aussi dans la décomposition deux actions distinctes : 1° l'*exhalation* ou la séparation des matériaux usés ; 2° l'*absorption* de ces matériaux.

Or, admettrons-nous ici que les vaisseaux dans lesquels circulent les produits de la décomposition ont été les agents de la première de ces actions, qu'ils ont fabriqué avec les organes la lymphe, par exemple? Non, sans doute ; nous pensons que c'est par la réaction même de la trame génératrice des organes que ce fluide a été formé, et que les vaisseaux n'ont fait que l'absorber. En effet, c'est dans le tissu aréolaire homogène des animaux inférieurs que l'exhalation a lieu ; et certes là il n'y a pas de vaisseaux pour l'opérer. Dans les animaux qui sont pourvus de ces vaisseaux, nous avons admis qu'ils n'étaient nulle part les agents spéciaux des élaborations. De plus, l'observation a reconnu dans les lymphatiques, non seulement du pus, mais encore du sang altéré, absolument semblable à celui qui s'était extravasé dans de vastes contusions. *Mascagni* a trouvé les lymphatiques du poumon et du péritoine remplis de sang sur des individus morts à la suite d'hémorrhagies pulmonaires ou abdominales ; M. *Magendie* a souvent aussi trouvé, sur des animaux et sur l'homme, les lymphatiques distendus par du sang. Comment expliquer, ou du moins comprendre ces faits, en accordant à ces vaisseaux la faculté de choisir les matériaux qui doivent les remplir, ou bien celle de ne les admettre qu'après leur avoir fait subir une élaboration? L'observation et l'analogie de ce qui se passe dans l'acte de composition, et dans la décomposition des êtres inférieurs, nous portent donc à croire que le même tissu cellulaire profond qui reçoit le fluide nutritif et l'assimile est aussi le siége de l'exhalation, nécessitée par le mouvement continu de la nutrition et l'action des corps extérieurs.

Dans les animaux vertébrés, qui sont tous pourvus d'un système centripète formé de deux genres de vaisseaux, on est conduit à admettre que tous les deux charrient les matériaux de la décomposition comme ceux de la digestion. C'est l'opinion de la majorité des physiologistes actuels ; et lorsqu'on a eu le courage de parcourir le dédale que présentent les arguments et les expériences si multipliées et si souvent contradictoires des auteurs les plus recommandables, surtout quand on envisage la série, on reste persuadé qu'il est impossible de refuser à l'un de ces genres de vaisseaux ce qu'on accorde à l'autre.

L'étiologie que nous avons adoptée a cela d'avantageux, qu'elle prend ses bases sur des faits, qu'elle s'appuie de raisonnements qui nous semblent plausibles, et que, par elle, nous approchons davantage d'une unité générale de plan. En effet, pour nous, l'absorption est identique, quels que soient les vaisseaux et les fluides. Les réactions des fluides sur eux-mêmes, et celles du parenchyme des organes sur ces fluides, sont les seules différences; or ces différences sont manifestes, tandis que rien ne prouve que les radicules vasculaires ne soient pas partout identiques. Nous reconnaissons donc une séparation entre l'absorption et l'élaboration, séparation qui existe manifestement, qui est patente : combien de matières sont absorbées sans avoir été élaborées !....

Le mouvement de composition se proportionne d'une manière fixe et régulière avec le mouvement de décomposition ; et dans l'acte de la nutrition, pendant que le fluide nutritif se solidifie et s'anime, le tissu des organes se fluidifie, et se change en un liquide impropre à entretenir la vie; et de même qu'on ne peut suivre les éléments nutritifs pendant l'assimilation, de même on ne peut assister à la décomposition des organes. Dans l'équilibre parfait, ces deux actes sont dans un rapport forcé ; mais les âges et les maladies rendent l'un ou l'autre prédominant. Tant que l'être s'accroît, la composition l'emporte; dans la vieillesse, c'est la décomposition.

Mais les molécules exhalées des parenchymes, absorbées par les radicules vasculaires, et qui doivent opérer la *dénutrition*, s'il est permis de s'exprimer ainsi, n'ont pas été suivies jusqu'au point où elles sont définitivement éliminées de l'économie. Nous les avons laissées dans le système vasculaire ; il s'agit maintenant de voir comment ces matériaux usés sont rejetés, sont versés au dehors. Un nouveau genre de fonctions va se présenter pour être l'agent de cette élimination : ce sont les *sécrétions*, sur lesquelles nous allons donner quelques généralités dans le chapitre suivant.

CHAPITRE V.

DES SÉCRÉTIONS.

Les sécrétions sont des fonctions de décomposition propres aux corps vivants, au moyen desquelles certaines parties de ces corps fabriquent avec le fluide général qui entretient la vie, ou peut-être dans quelques cas séparent seulement de ce fluide, des produits particuliers très variés qu'on nomme *humeurs* ou *matières sécrétées*.

Les physiologistes ne sont pas entièrement d'accord sur la nature du sang qui sert immédiatement aux sécrétions. On reconnaît en général que c'est le sang artériel; mais il est quelques sécrétions pour lesquelles la chose n'est plus aussi démontrée; celle de la bile, par exemple; et l'on peut raisonnablement demander si le sang de la veine-porte lui est absolument étranger.

Quelques auteurs veulent aussi que la graisse soit exhalée du sang veineux, s'appuyant sur ce qu'on trouve quelquefois dans ce fluide, après la mort, une matière concrète qui présente tous les caractères de la graisse, et sur ce que c'est toujours le long du trajet des veines qu'on voit la graisse elle-même se déposer, comme on peut très bien l'observer sur l'épiploon, au moment où l'exhalation commence, et avant que cet organe ne soit transformé en une masse graisseuse presque homogène.

L'essence de toute sécrétion est l'*exhalation.* On en distingue de trois espèces sous le rapport du siége : l'exhalation externe, l'exhalation extéro-interne, l'exhalation profonde.

L'existence d'un système exhalant particulier est tout-à-fait une vue hypothétique; on n'en trouve aucune trace dans la série animale, ni dans les parenchymes. L'exhalation se fait à travers la profondeur des tissus.

Dans son plus grand degré de simplicité on peut concevoir l'exhalation comme étant due à la propriété générale d'hygrométricité. En effet, qu'un animal soit placé dans un lieu fortement échauffé et très sec, sa couche superficielle se dessèchera bientôt; elle se mettra ensuite en équilibre d'humidité et de chaleur avec celle qui est au-dessous d'elle, et ainsi de suite. Tant que 'animal pourra suffire à cette exhalation forcée, il pourra vivre; il mourra dès que la quantité d'eau qui doit nécessairement se trouver combinée avec ses tissus lui aura été enlevée. Il y a cependant des exceptions. Ainsi le *rotifère*, le *filaire* de la sauterelle, après avoir été fortement desséchés et être restés plus ou moins de temps dans un état de mort apparente, renaissent, pour ainsi dire, à la vie, quand on leur rend la quantité d'eau nécessaire à leur existence.

L'exhalation donne des produits dont la nature et les usages sont extrêmement variés.

La plus simple est l'exhalation purement aqueuse qui se fait à travers les tissus, les membranes. Le liquide qui en résulte pourra, en traversant des tissus épais, se charger de différentes matières salines, et offrir une composition moins simple sans nécessiter encore d'appareil compliqué.

Des produits exhalés d'une nature plus complexe résulteront de la sécrétion crypteuse, soit que les cryptes restent isolés, soit qu'unis par du tissu cellulaire et des canaux communs ils versent leur fluide par un ou plusieurs orifices, et forment de simples amas crypteux ou de véritables glandes.

Sous le rapport de l'usage, les produits exhalés servent à lubrifier les organes qui doivent se mouvoir les uns sur les autres, tels que la *sérosité* et la *synovie ;* ils servent à revêtir, à couvrir certaines parties d'une sorte de vernis qui les protège contre les corps extérieurs, ou entretient leur souplesse, l'*humeur sébacée*, *cérumineuse*, etc. ; ils avertissent les sexes par leurs odeurs ; ils ont une influence directe et très importonte sur la nutrition, la *salive*, la *bile*, le *suc pancréatique ;* ils concourent au perfectionnement des sens, soit en dissolvant les particules odorantes ou sapides, soit en modifiant les corps qui les traversent, ou en transmettant les vibrations de ces corps, comme certaines humeurs de l'œil et de l'oreille ; ils servent à nourrir l'animal dans des circonstances défavorables, la *graisse ;* enfin il en est qui n'ont plus aucun usage relatif à l'individu, si ce n'est de le débarrasser des matériaux superflus : ce sont des fluides de pure décomposition, ne servant plus à la conservation de l'être. Telles sont l'*urine* et la liqueur *spermatique.*

La première est rejetée à l'extérieur absolument sans aucun usage ; la seconde, au contraire, remplit une fonction importante relative à la conservation de l'espèce.

Les sécrétions, avons-nous dit, sont des fonctions de décomposition ; en effet, toutes ont pour but de retirer de la masse du fluide général certains matériaux qui faisaient partie de ce fluide ; et si ces matériaux sont retirés dans une proportion supérieure à celle dans laquelle l'assimilation a lieu, quel que soit l'organe sécréteur dont l'action ait été ainsi exagérée, l'individu s'atrophiera ; une véritable phthisie s'opèrera, parcequ'il n'y aura plus équilibre entre l'acte de composition et celui de décomposition, celui-ci l'emportant sur le premier.

Mais quoique les sécrétions soient essentiellement des fonctions de décomposition, les produits de beaucoup d'entre elles ont des usages bien évidents et souvent d'une importance majeure, comme nous venons de le voir. Il n'y a que le produit de la transpiration et celui de la sécrétion urinaire qui soient sans aucune espèce d'usage pour l'individu ni pour l'espèce. Or, la transpiration ne s'opérant pas au moyen d'un appareil spécial, pour compléter notre sujet, nous nous bornerons à parler en détail de l'appareil urinaire, les autres sécrétions rentrant plus naturellement dans l'histoire des fonctions auxquelles elles concourent.

DE L'APPAREIL URINAIRE.

L'appareil urinaire peut être défini l'appareil au moyen duquel sont éliminés et rejetés au dehors de l'économie les matériaux nuisibles à l'individu sans aucun usage pour l'espèce.

Il est toujours composé au moins de deux parties : un organe sécréteur, un canal excréteur.

Dans beaucoup d'animaux cet appareil se complique d'un organe accessoire de dépôt, d'un véritable réservoir qui a aussi son conduit excréteur : c'est la *vessie urinaire;* elle est au rein ce que la vésicule biliaire est au foie.

M. de Blainville pense qu'outre l'urine qui arrive à la vessie, cet organe reçoit encore, par absorption, une certaine quantité de la sérosité péritonéale, sérosité destinée à délayer l'urine sécrétée par le rein. Il est certain que l'urine qu'on observe dans l'organe sécréteur, même au moment où elle l'abandonne pour aller à la vessie, est toujours d'un aspect bien différent de celui que présente le liquide contenu dans ce réservoir. Elle est presque constamment trouble dans le rein, plus épaisse, plus colorée, plus riche en matières salines. Plusieurs faits anatomiques et physiologiques, que nous aurons occasion de remarquer en suivant l'appareil urinaire dans la série, viennent encore à l'appui de cette manière de voir.

Dans les animaux supérieurs, le conduit excréteur de la vessie est confondu avec celui du sperme.

On remarque un rapport entre l'action de l'appareil urinaire et celle de l'appareil de la génération. Plus celui-ci sécrète, moins l'urine est animalisée, et *vice versâ*. L'urée est bien moins abondante au temps du rut.

La place de l'organe sécréteur de l'urine est dans les ostéozoaires sur les côtés de la colonne vertébrale, mais plus ou moins antérieurement depuis la tête jusqu'au bassin. Il est toujours pair et symétrique. Le droit est presque toujours un peu plus volumineux, comme du reste la plupart des organes de ce côté.

TYPE Ier. Ostéozoaires.

§ I. Mammifères.

L'appareil urinaire se montre ici dans toute sa complication, et nous allons l'étudier comme type.

A. Le *rein* est une masse glanduleuse d'une consistance assez ferme, d'une couleur rouge plus ou moins foncée, présentant une scissure pour l'arrivée et la sortie des vaisseaux et des nerfs, et plus ou moins recouverte par la séreuse abdominale.

Plusieurs substances ou tissus particuliers entrent dans sa composition.

1° Une membrane fibreuse enveloppe les grains glanduleux et tantôt n'en forme qu'une masse, tantôt les divise en plusieurs lobes. Elle n'adhère que faiblement à l'organe, si ce n'est auprès de la scissure, parceque là elle accompagne les vaisseaux dans son intérieur.

2° Une substance dite *corticale*, formée de petits grains agglomérés, auxquels arrivent les vaisseaux sanguins.

3° Une autre substance, appelée *tubuleuse*, que constituent en effet beaucoup de petits tubes réunis en faisceaux coniques ayant leur base dirigée vers les grains corticaux et leur sommet vers une cavité commune. Ces petits tubes semblent être les conduits excréteurs de la partie sécrétante. Ils s'ouvrent les uns dans les autres à mesure qu'ils s'approchent du sommet des cônes qu'ils forment, et qui se terminent par la substance dite *mamillaire*.

4° Celle-ci forme des mamelons; quelquefois il y en a autant que de cônes; d'autres fois deux cônes n'ont qu'un mamelon.

Les mamelons, entourés par une sorte d'entonnoir membraneux qu'on nomme *calice*, versent l'urine par plusieurs orifices dans une cavité également membraneuse, le *bassinet*, qui se termine du côté de la vessie par un *infundibulum* qui commence le canal excréteur.

On doit concevoir un rein comme formé par la réunion de plusieurs petits reins partiels, résultant chacun de l'amas d'un certain nombre de grains glanduleux qui s'ouvrent dans des tubes communs à plusieurs de ces grains. Les tubes, qui ne sont que leur prolongement, se terminent en formant le mamelon; et la membrane fibreuse qui a enveloppé chaque amas glanduleux se prolongeant autour du mamelon, forme les calices; d'où l'on pourrait calculer le nombre des reins composants ou partiels par le nombre des calices ou celui des mamelons. L'on voit d'après cela que ce que l'on appelle généralement un rein est véritablement un organe *composé*; mais on lui donne ce nom seulement quand la membrane fibreuse n'a pas réuni en une seule masse tous les petits organes composants, autrement on le dit simple.

Le rein composé ou lobulé se trouve chez le fœtus des animaux supérieurs, chez les cétacés adultes, et chez les animaux hibernants qui passent une partie de leur vie dans une sorte d'état fœtal. Le rein des phoques est extrêmement divisé et presque comparable, sous ce rapport, au foie du rat cité dans le premier chapitre.

Cette disposition permet d'appliquer l'analogie, et d'en déduire que le rein est formé par l'assemblage d'une foule de cryptes intimement unis et modifiés, présentant ses orifices prolongés en tubes.

Une artère considérable et très courte porte au rein une très grande quantité de sang.

B. L'uretère est le conduit qui transporte l'urine du rein à la vessie. Il est formé par une membrane externe fibreuse, et l'on a admis, *à priori*, une muqueuse pour le tapisser.

Les uretères vont en convergeant à mesure qu'ils approchent de la vessie ; ils s'ouvrent obliquement dans son bas-fond, de manière à se former une valvule avec la portion de paroi qui reste supérieure à leur orifice.

Quoique d'une structure dense et résistante, les uretères sont susceptibles d'une très grande dilatation, comme le démontrent souvent des faits d'anatomie pathologique.

C. La *vessie* est un réservoir formé par la peau rentrée, par une muqueuse à épiderme mince, à pigmentum nul, à système vasculaire et nerveux assez abondant.

La couche musculaire est composée de deux plans de fibres; les unes, longitudinales, prédominent dans le fond de l'organe où elles forment quelquefois, par leur hypertrophie, ce qu'on connaît chez l'homme sous le nom de *colonnes charnues*. Les autres, circulaires, plus considérables à l'orifice du conduit excréteur de la vessie, forment en ce point une couche assez forte, dont Ruysch a fait un muscle particulier; c'est le sphincter de la vessie.

La séreuse abdominale tapisse la vessie dans presque toute son étendue. L'âge et le sexe influent sur la figure de ce réservoir. Il s'ouvre au-devant de l'anus par un conduit qui sert aussi dans le mâle à l'excrétion du sperme, c'est l'urèthre.

D. L'*urèthre* s'ouvre à la base de l'organe excitateur chez la femelle. Il se prolonge le long de la face inférieure de cet organe chez le mâle où il offre, à cause de son union avec lui, des dimensions beaucoup plus considérables.

L'urèthre fait communiquer la vessie avec l'extérieur; il a été divisé, selon les régions, en diverses portions très importantes à connaître chez l'homme.

Chez les mâles, il reçoit dans son intérieur plusieurs produits sécrétés de nature différente, et se termine en formant un renflement érectile, le *gland*, recouvert par un repli de la peau, le *prépuce* (1).

Dans le chien, dont l'exhalation externe est nulle, l'exhalation interne concourt avec celle qui se fait à la surface de la langue pour la remplacer ; aussi cet animal urine-t-il à chaque instant ; c'est le contraire chez le cheval, le bœuf, qui suent très facilement. Il faut cependant avoir égard à la grandeur de la vessie qui, relativement, est moins considérable chez le chien que dans ces derniers animaux.

(1) Entre ce repli cutané et le gland se trouve un amas de cryptes sécrétant un fluide sébacé, odorant, certainement en rapport avec la génération, et qui abonde surtout chez les rongeurs. C'est le produit de cette sécrétion qui forme le musc et le castoréum fournis par le *moschus moschiferus*, L., et le *castor fiber*, Buff. ; mais comme le premier de ces animaux a le fourreau adhérent à l'abdomen, et qu'au contraire le second a l'organe excitateur dirigé en arrière et aboutissant à l'anus, il en est résulté qu'on a été long-temps avant de comparer les poches qui renferment ces matières sécrétées et qui, dans le moschus se trouve située en arrière de l'ombilic, tandis que chez le castor elles sont placées dans les aines.

Les didelphes et les lapins présentent leurs uretères ouverts directement dans l'urèthre, et la présence d'un liquide dans la vessie supposera le reflux de l'urine, si l'on n'admet pas l'hypothèse de l'absorption péritonéale.

§ II. Oiseaux.

Il n'y a pas d'organe de dépôt. Ces animaux présentent trois masses rénales placées à la file de chaque côté, et dont les conduits urinaires se réunissent pour former un uretère unique qui vient s'ouvrir dans le cloaque.

Comme l'urine n'est point délayée par la sérosité abdominale, elle est presque solide, crétacée, et très riche en sels de chaux, qui servent à la formation de la coquille.

C'est ici que commence le système veineux particulier découvert dans les ovipares par M. Jacobson, et dont il a été question au chapitre IIIe. Chez tous ces animaux, il se rend au rein, comme celui de la veine-porte au foie.

§ III. Reptiles.

L'appareil est disposé à peu près comme chez les oiseaux; seulement il n'y a qu'un rein de chaque côté. Il est placé en arrière dans les sauriens, et les uretères se dirigent d'arrière en avant.

Il en est de même chez les serpents.

Le système veineux de M. Jacobson existe également ; nous ne signalerons plus son existence dans les autres ovipares, il suffit de dire qu'il se trouve chez tous.

§ IV. Amphibiens.

Les batraciens ont une grande vessie plus ou moins bifurquée qui s'ouvre dans le cloaque par un orifice particulier. Les uretères aboutissent également au cloaque sans qu'ils aient rien de commun avec la vessie. Souvent ce réservoir se trouve rempli d'une sérosité limpide que l'analyse a démontrée être de l'eau presque pure, tandis que l'urine déposée dans le cloaque est crétacée, ce qui vient encore à l'appui de l'hypothèse de M. *de Blainville*.

§ V. Poissons.

La vessie manque quelquefois; le rein est très volumineux ; il occupe toute la longueur de la cavité abdominale ; c'est un organe brun et très promptement putrescible. Son conduit excréteur se recourbe inférieurement pour s'ouvrir dans la vessie quand elle existe, et son ouverture est en arrière de l'anus.

TYPE II. Entomozoaires.

Jusqu'à nos jours on a méconnu l'appareil urinaire de ces animaux. M. *de Blainville* en a démontré l'existence ; c'est la définition rigoureuse de cet appareil qui l'a dirigé dans sa découverte : il existe chez tous les animaux symétriques.

Dans les hannetons et les papillons on voit très bien à la base de l'anus, au-dessous et en arrière de cet orifice, des vésicules ou des canaux communiquant avec le cloaque, et regardés à tort autrefois comme servant de réservoir à la matière spermatique. Le fluide qu'ils renferment est sans usages pour l'espèce ni pour l'individu.

TYPE III. Malacozoaires.

Plusieurs des produits qui doivent être regardés comme appartenant à la sécrétion urinaire présentent chez les mollusques une coloration fort remarquable : ainsi la *sépia*, la *pourpre*, qui sont des matières sans aucun usage pour l'espèce ni pour l'individu.

Dans les limaces, on trouve des fluides analogues, dans lesquels même M. Jacobson a signalé du purpurate de chaux.

La janthine a sa coquille profondément teinte par une belle couleur violette due à un appareil du même genre.

Dans les bivalves, à droite et à gauche du rectum, après qu'il a été enveloppé par le cœur, on trouve un organe brun ou noir, symétrique, s'ouvrant dans une cavité qui communique avec l'extérieur et qui présente les conditions d'une sorte d'appareil urinaire.

Au-delà des mollusques on ne découvre rien qui puisse être pris pour un organe sécréteur de l'urine.

TABLE DES MATIÈRES.

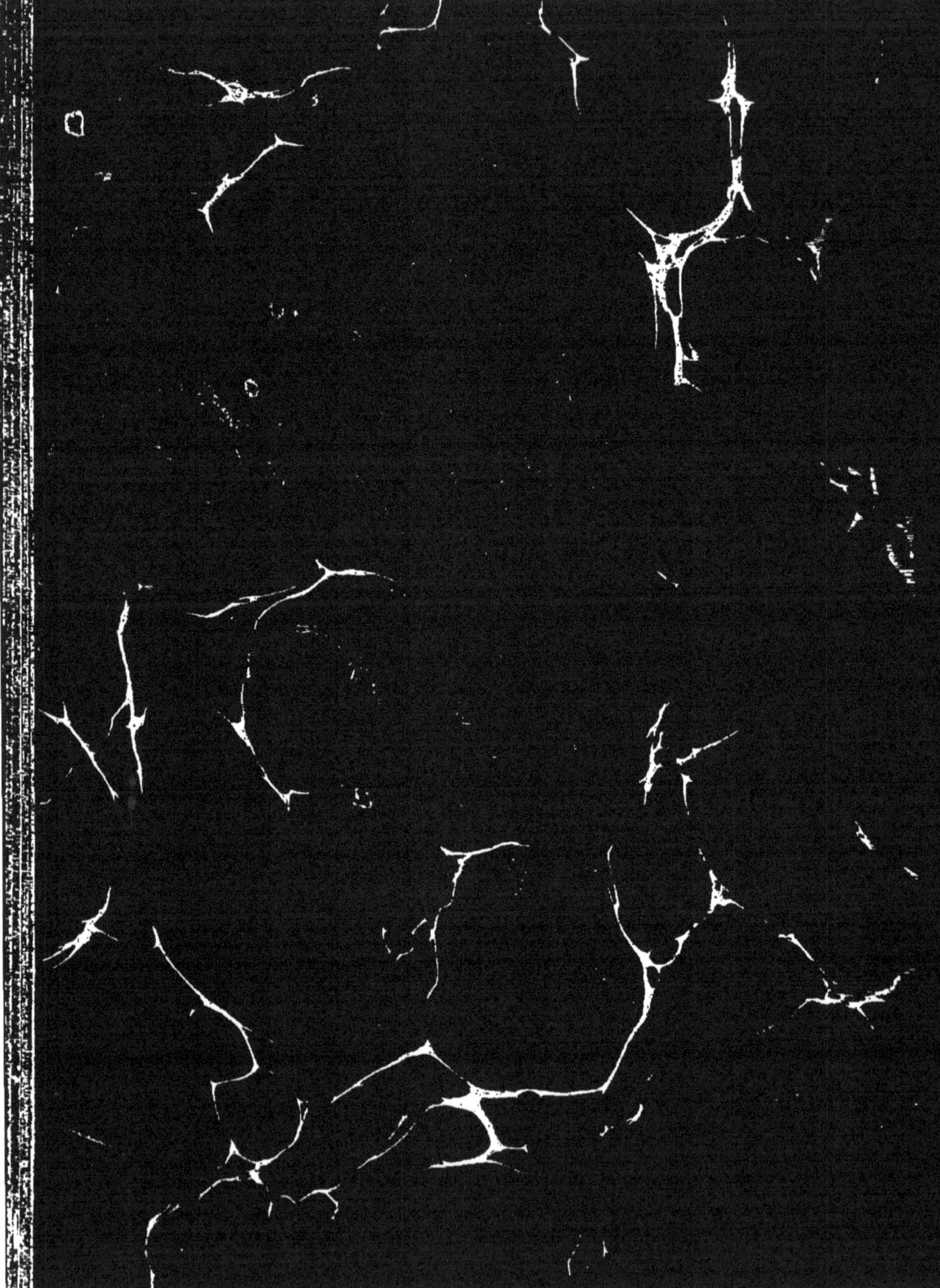

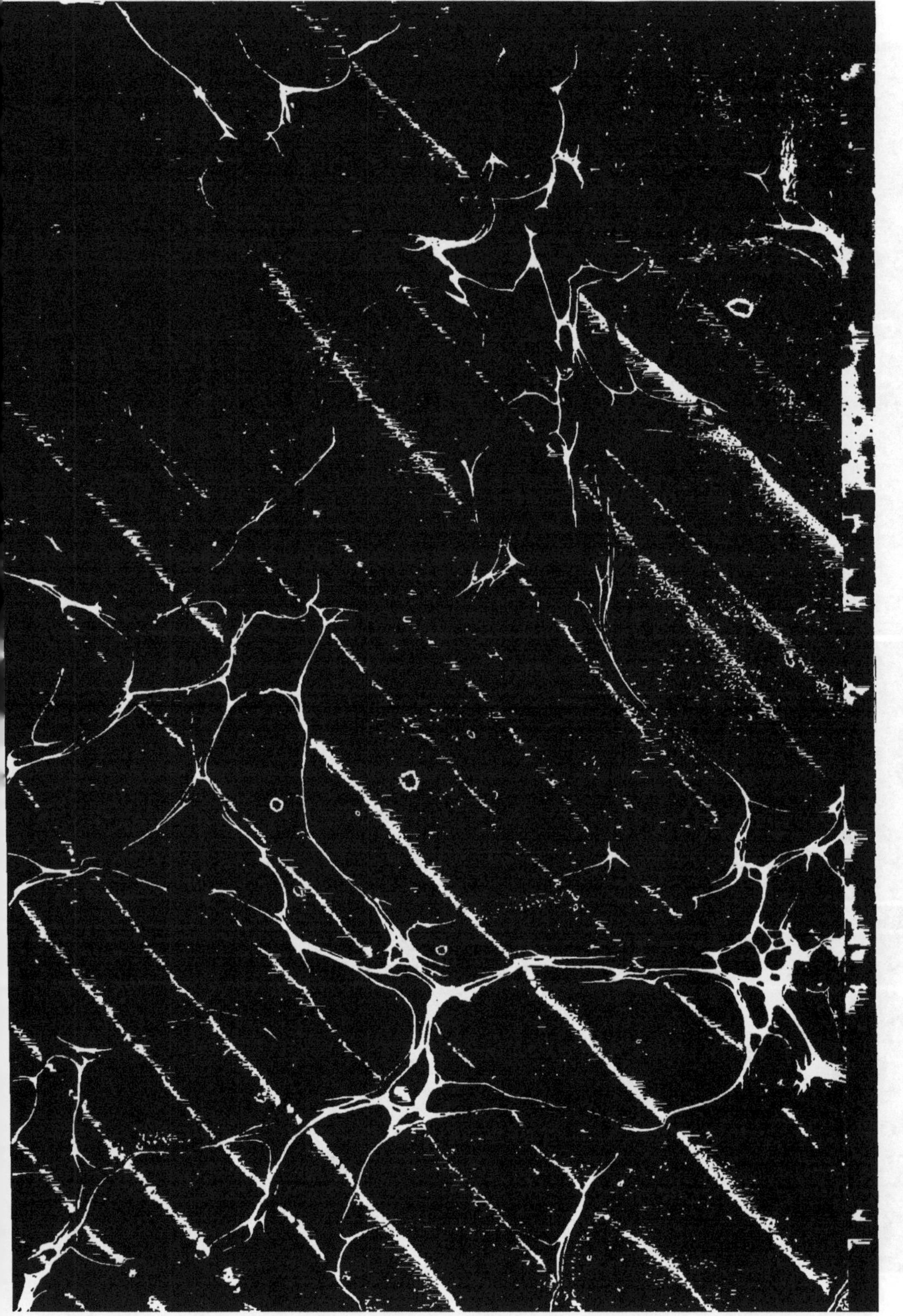

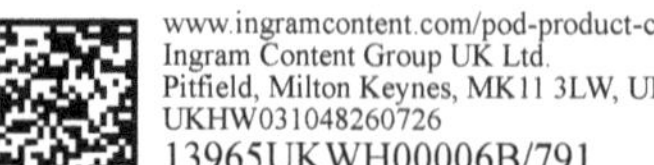
www.ingramcontent.com/pod-product-compliance
Ingram Content Group UK Ltd.
Pitfield, Milton Keynes, MK11 3LW, UK
UKHW031048260726
13965UKWH00006B/791

9 782012 993259